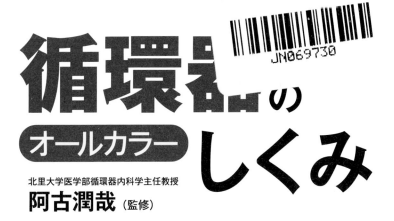

運動・からだ図解

循環器のしくみ

オールカラー

JN069730

北里大学医学部循環器内科学主任教授
阿古潤哉（監修）

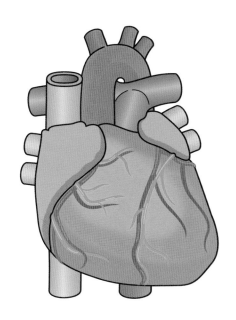

マイナビ

はじめに

　循環器は体の中に体液を循環させる器官の総称です。1分間に5リットルの血液を絶えず体に送り出す心臓、そして全身にその血液を届ける血管。心臓のポンプとしての機能は、心臓の収縮、その電気的な制御、そして血流を制御する弁の精巧な働きから成り立っています。血管系もその分化した構造により体の末梢まで酸素や栄養素を運ぶことが可能になっています。生まれてから常に働き続ける循環器系の臓器は、さまざまな疾患を起こすことでも知られています。循環器系のおもな疾患の中には心筋梗塞や狭心症などの動脈硬化性疾患を基礎に発症するものや、心臓弁膜症、大動脈疾患、肺血栓塞栓症など直接生命に関わるものが含まれます。それ以外にも日常臨床で多く遭遇する疾患が循環器系に含まれています。

　本書は、これから医療を勉強しようとする方や医療に何らかの形で携わる方を対象に、循環器系の働きや疾患の解説を目指して執筆されました。看護師をこれから目指すような方を対象にしたつもりですが、内容的にはそれ以上のものが含まれており、実際に医療現場で働かれている方にも役立つものと思います。各見開きに大きなイラストを配置し、基礎知識の少ない方にもわかりやすくなるように心がけました。特にイラストは細かすぎず、しかも必要な部分は取り残さないように作成しました。なるべく基礎知識のない方にもわかりやすくなるように、重要な専門用語などには注釈に解説を示しています。さらに、ところどころに小さなコラムも設け、読み物として読んでいただいても飽きないように工夫を凝らしました。

　本書は、循環器系を勉強するときの参考書として用いていただいても結構ですし、通してお読みいただいても読みごたえのある書物になったのではないかと自負しております。本書が循環器系の生理や疾患を理解する一助となれば幸いです。

阿古 潤哉

目　　次

第1章　心臓のしくみと働き

第2章　血管と循環

第3章 循環器のおもな症状

第4章 循環器のフィジカルアセスメント

第5章 循環器のおもな検査

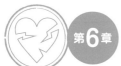 第6章 循環器のおもな疾患

第7章 おもな血管疾患

本書の使い方

ポイント

このページでまとめられている内容のポイントを箇条書きで挙げています。

3種類の注釈

試験に出る語句

各種資格試験において出題頻度が高い語句をピックアップしています。

キーワード

本文中で大切な用語を解説しています。

メモ

理解を深めるための補足や、さらに詳しい解説を掲載しています。

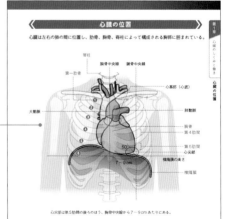

カラー図解イラスト

循環器のしくみを、わかりやすいカラーイラストで図解しています。

コラム

コラムは2種類。Athletics Column は運動や体に関する幅広い知識を掲載し、column は、ページ内で解説した内容に関する幅広い知識を掲載しています。

第**1**章
心臓のしくみと働き

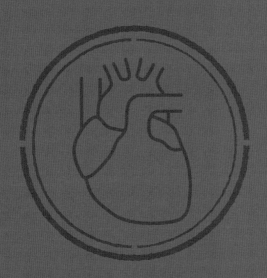

心臓の形態

POINT ▶
- 心臓は全身に血液を送るポンプの働きがある
- 身体活動に必要な栄養素や酸素を運ぶ
- 収縮と拡張を休みなく繰り返している

心臓は全身に血液を循環させる臓器

心臓は心筋という筋肉でできており、全身に血液を送り出すためにポンプのような役目を果たしています。その働きは休むことなく、1日に約10万回、規則正しいリズムで拍動を繰り返し、血液が全身に届けられています。心臓の大きさは握りこぶしよりやや大きく、重さは約250～350gです。見た目は円錐を逆さにした形をしており、底にあたる部分を心基部（心底）、先端部を心尖部といいます（P.14参照）。

心臓の表面は外部からの衝撃を緩和できるよう心膜という弾力性のある膜に覆われています。また、心膜は心臓の位置がずれないように維持する靭帯のような働きを持っています。

心臓の壁はほとんどが筋肉組織

心臓そのものを構成する筋肉組織である心筋は骨格筋と同様の横紋筋ですが、自分の意識では動かすことができない不随意筋です。外側から心外膜、心筋層、心内膜という3つの層からなっています。

心外膜は心臓の外側にあり、漿膜と脂肪組織で構成されます。心筋層は強靭な筋肉組織で、心臓の主体となるポンプ機能の源動力としての役割があります。心内膜は心臓の内面を覆っています。

心筋によって、心臓は規則正しく収縮と拡張を繰り返しています。1分間に拍出する（送り出す）血液量は約5ℓ、1日に換算すると約7200ℓの血液が全身に運ばれています。

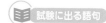
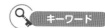

心臓の形態

心臓は拍動するたびに約70〜80mℓの血液を送り出し、全身に行き渡らせている。大きさは握りこぶしよりやや大きく、重さは約250〜350 gである。

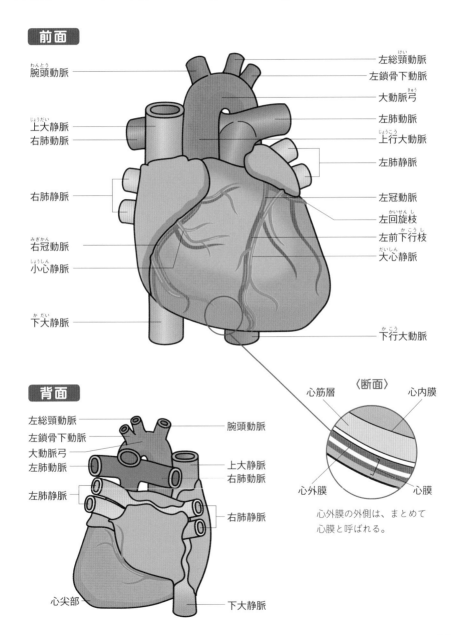

前面

腕頭動脈（わんとう）
上大静脈（じょうだい）
右肺動脈
右肺静脈
右冠動脈（みぎかん）
小心静脈（しょうしん）
下大静脈（かだい）

左総頸動脈（けい）
左鎖骨下動脈
大動脈弓（きゅう）
左肺動脈
上行大動脈（じょうこう）
左肺静脈
左冠動脈
左回旋枝（かいせんし）
左前下行枝（かこうし）
大心静脈（だいしん）
下行大動脈（かこう）

背面

左総頸動脈
左鎖骨下動脈
大動脈弓
左肺動脈
左肺静脈
心尖部

腕頭動脈
上大静脈
右肺動脈
右肺静脈
下大静脈

〈断面〉
心筋層
心内膜
心外膜
心膜

心外膜の外側は、まとめて心膜と呼ばれる。

11

心臓の内腔

POINT
- 心臓の内部には4つの腔がある
- 血液が逆流しないようにそれぞれ弁がついている
- 全身に血液を届ける左心室の壁は厚い

心臓は右心と左心に分かれている

心臓の内腔は中隔という壁で右心と左心に分かれ、さらに右心房、右心室、左心房、左心室の4つの部屋に分かれています。

おもにポンプ機能を果たしているのが右心室、左心室で、血液を一時的に溜めておくのが右心房、左心房です。右心房には上大静脈と下大静脈が流入しており、右心室からは肺動脈が出ています。

左心房は4本の肺静脈（右上肺静脈、右下肺静脈、左上肺静脈、左下肺静脈）が流入し、左心室からは大動脈が出ています。

左右の心房、心室には三尖弁と僧帽弁（房室弁）がついており、血液が心室から心房へ逆流しないように防いでいます。また肺動脈、大動脈にもそれぞれ肺動脈弁、大動脈弁がついており、心臓から押し出された血液が心室に逆流しないよう防いでいます（P.16参照）。

左心室の壁は右心室よりも厚い

心房と心室のほとんどは筋肉でできていますが、心室と心房の筋肉の厚さには違いがあります。

心室では血液を遠くに送り出すための力が必要になります。とくに左心室は全身に血液を送り出す役割があるので、心臓の壁が右心室よりも約3倍厚くなっています。成人の場合、左心室の壁厚はおよそ10mm、右心室は2～3mmとされ、筋肉も左心室のほうが発達しています。

📖 試験に出る語句

三尖弁
右心室と右心房の間にある弁のこと。

僧帽弁
左心室と左心房の間にある弁のこと。

房室弁
心室と心房の間にある弁のこと。右心房と右心室の間にある右房室弁は三尖弁、左心房と左心室の間にある左房室弁を僧帽弁と呼ぶ。

肺動脈弁
右心室と肺動脈の間にある弁のこと。

大動脈弁
左心室と大動脈の間にある弁のこと。

🔍 キーワード

中隔
心臓を左右に隔てる頑丈な心筋の壁。先天性疾患に多くみられる心室中隔欠損症は、心室中隔に穴が空くことを指す。

心臓の内腔の構造

心臓は右心房、右心室、左心房、左心室の4つの内腔に分かれている。左心室は全身に血液を送り出す役割があるため右心室の壁よりも約3倍厚くできている。

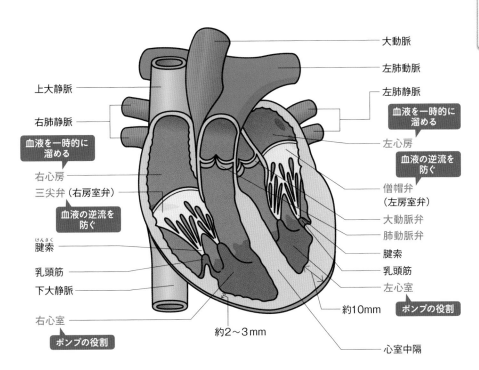

- 大動脈
- 左肺動脈
- 左肺静脈
- 血液を一時的に溜める
- 左心房
- 血液の逆流を防ぐ
- 僧帽弁（左房室弁）
- 大動脈弁
- 肺動脈弁
- 腱索
- 乳頭筋
- 左心室
- ポンプの役割
- 約10mm
- 心室中隔

- 上大静脈
- 右肺静脈
- 血液を一時的に溜める
- 右心房
- 三尖弁（右房室弁）
- 血液の逆流を防ぐ
- 腱索（けんさく）
- 乳頭筋
- 下大静脈
- 右心室
- ポンプの役割
- 約2～3mm

心室にある乳頭状に飛び出した筋を乳頭筋と呼ぶ。乳頭筋は腱索によって三尖弁と僧帽弁に付着している。乳頭筋が収縮と弛緩を繰り返すことで、それぞれの弁は開閉する。

Athletics Column

心臓は疲れることがない？

　生きている限り、心臓は一生休まず動き続けます。心臓の壁のほとんどは筋肉でつくられていますが、手足を動かすような骨格筋ではなく「心筋」でできています。心筋は骨格筋と違い、脳からの指令がなくても勝手に動きます。たくさんの酸素を含んだ血液が絶えず流れる心臓は、激しい運動をしたとしても簡単に酸素不足にはなりません。また、自分の意思とは関係なく動くため、疲れ知らずといわれています。

心臓の位置

POINT ▶
- 心臓は胸郭に囲まれている
- 心臓の下は横隔膜に接している
- 心臓の拍動部位がわかる

心臓は体のほぼ真ん中にある臓器

　心臓は体のほぼ中央にあります。胸骨と第2〜6肋骨の背面にあり、肋骨、胸骨、脊柱によって構成されている胸郭に、肺と一緒に囲まれています。そして左右の肺に挟まれた状態で、下部は横隔膜に接しています。

　心臓の上部は背中側に傾いているので、胸側から見ると右心室が多くを占めています。このような形態から心臓は左にあると思われることが多いですが、解剖学的にはほぼ中央に位置するため、心臓マッサージ（胸骨圧迫）では胸の真ん中を圧迫するのです。

　また、心臓の上部の辺りを心基部（心底）と呼び、下の先端を心尖部と呼びます。心基部は心臓の上部後方にあり、肺動脈、大動脈が出ている箇所を指します。

心臓の拍動が確認できる

　心尖部では心臓の拍動を感じることができます。そのことを心尖拍動といいます。心尖拍動は、心臓が収縮するときに胸壁にぶつかった際に生じるものです。第4〜5肋間の左鎖骨中線の部分に手のひら全体をあててみると拍動の確認ができます。

　心臓の拍動部位によって心臓の大きさを確認することができるため、心尖拍動の確認は異常の早期発見にもつながります。とくに、高血圧（P.174参照）などを原因として左室肥大が発見されることもあり、その場合、心尖部の位置が左方にずれることがあります。

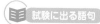

試験に出る語句

心尖拍動
心臓の心尖部で感じられる拍動のこと。心尖拍動の位置と広がりを第5肋間左鎖骨中線付近で指先と手のひらで確認することができる。

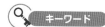

キーワード

胸骨
胸の前面、正中部にある骨。平たい形をした扁平骨に分類され、胸骨柄、胸骨体、剣状突起からなる。腸骨に次いで多くの骨髄が存在し、血液の20〜30%は胸骨でつくられる。

肋骨
胸部を覆う、細長い弓状の骨。脊椎、胸骨とともに胸郭を形成する。人間の肋骨は全部で左右12対、合計24本ある。鎖骨のすぐ下の肋骨を第一肋骨、第一肋骨と第二肋骨の間を第一肋間という。

脊柱
脊椎動物の体幹を支える骨格。頸椎、胸椎、腰椎、仙椎、尾椎の椎骨が連なって構成される。横から見るとややS字状になっている。

横隔膜
胸腔と腹腔の境目をつくる横紋筋性の膜。呼吸とともに上下し、吸ったときに下がり、吐くときに上がる。

心臓の位置

心臓は左右の肺の間に位置し、肋骨、胸骨、脊柱によって構成される胸郭に囲まれている。

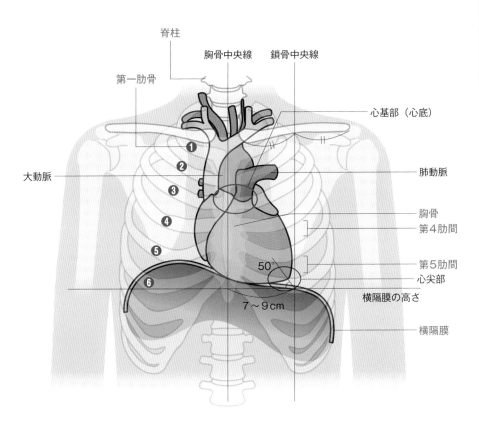

心尖部は第5肋間の後ろのほう、胸骨中央線から7〜9cm あたりにある。

column 左胸がドキドキするのはなぜ？

　心臓は左胸にあると思われがちですが、解剖学的には体の中央に位置します。例えば、心臓マッサージを行うときは胸の中央を圧迫します。しかし、心臓の形態を見てみると、握りこぶしよりやや大きめの円錐に近い形になっているのがわかります。心臓の上部はやや傾いており、心尖部といわれる下端は左寄りに位置しています。「ドキドキ」という心臓の拍動を確認できる位置が、この心尖部にあたります。そのため心臓は左側にあると思われてしまうのです。

心臓の4つの弁

POINT ▶
- 弁には筋肉がない
- 心臓の血流を正しく分ける
- 血液の逆流を防いでいる

心臓の弁には心筋がなく受動的な働きをする

　心臓の弁は静脈血と動脈血の逆流を防ぐ働きがあります。心臓には心房2つ、心室2つの合計4つの部屋がありますが、その血流を規則正しく分けているのが弁です。弁には筋肉がありませんが、血液の圧が上昇すると入り口が開き、血液が流入するしくみです。

　右心房と右心室にある弁は三尖弁といい、三枚の弁尖から成り立ちます。一方で、左心房と左心室の間にある弁を僧帽弁といいます。また、右心室から肺動脈への出口にある弁は肺動脈弁、左心室から大動脈への出口にある弁を大動脈弁といいます。これら4つの弁によって心臓の血液循環は規則正しく行われ、血液の逆流を防いでいます。

逆流を防ぐ

　心房と心室の間にある房室弁の弁先には、腱索といわれるひものようなものがつながっています（P.13参照）。収縮期に心室内の圧力が高まると、心室の筋肉群である乳頭筋が収縮します。そうすることで腱索が引っ張られてパラシュートのような形になります。高圧の状態でも、弁尖の反転や、心室にある血液が心房に逆流しないように防止する働きをしています。

　近年では高齢化に伴い、弁の変性や石灰化などによる弁膜症（P.138参照）が多くみられます。弁膜症には先天性と後天性がありますが、後天性の場合、リウマチ熱の後遺症や心筋梗塞、動脈硬化なども原因として挙げられます。

 試験に出る語句

リウマチ熱
細菌の感染によって起こる病気であり、関節リウマチとは異なる。リウマチ熱はA群連鎖球菌（Group A Streptococci）に感染した際に治療が不十分であった場合や、治療を行わなかった場合などに発症する合併症の1つである。発熱、関節の痛み、皮膚の発疹、心臓の炎症などがみられる。リウマチ熱自体は人に感染しないが、A群連鎖球菌は感染する。子どもに多い病気だが、国内ではほとんどみられなくなった。感染症の原因となっている細菌をしっかり治療するためにペニシリン、アモキシシリンといった抗菌薬を投与する。また、心臓の炎症（心炎）がみられる場合は、治療を適切に行わないと心弁膜症を発症する恐れがある。

 キーワード

静脈血
全身に酸素を送り届けたあとの血液。二酸化炭素を多く含んでいる。

動脈血
肺に入ることで酸素をたくさん含んだ血液。静脈血よりも赤い。

心臓の弁のしくみ

下図は心臓を背中側の上方から見た図である。心臓は弁によって血液の流れをコントロールし、血液の逆流を防いでいる。

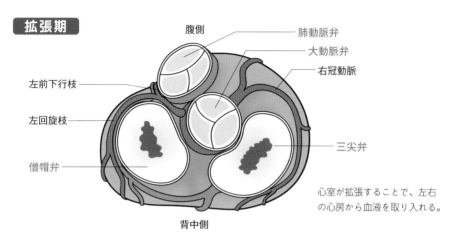

拡張期

腹側
肺動脈弁
大動脈弁
右冠動脈
左前下行枝
左回旋枝
三尖弁
僧帽弁
背中側

心室が拡張することで、左右の心房から血液を取り入れる。

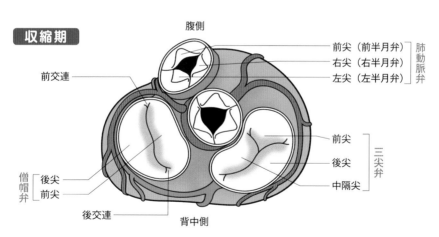

収縮期

腹側
前尖（前半月弁）
右尖（右半月弁）　肺動脈弁
左尖（左半月弁）
前交連
前尖
後尖　三尖弁
中隔尖
僧帽弁　後尖　前尖
後交連
背中側

心室が収縮することで、大動脈や肺動脈に血液が送り出される。

弁尖とは？

僧帽弁は2つ、それ以外の弁は3つの弁尖でできている。動脈弁は袋状の弁が3つあるつくりとなっている。

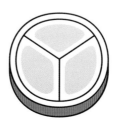

心臓に血液を送る冠動脈

POINT ▶
- 心臓を取り巻く動脈
- 心臓に栄養や酸素を送る
- 大動脈洞から左右に分かれている

心臓に栄養を届ける血管

　心臓は、おもに筋肉でつくられており、血液を全身に送り届けるポンプの働きがあると解説しました。しかし、ポンプ機能を正常に動かすためには酸素や栄養素が必要となります。

　その働きを担っているのが心臓を取り巻くように張りめぐらされている3本の冠動脈です。冠動脈は大動脈洞（バルサルバ洞）から左右に分かれており、左の血管の根元部分を主幹部といいます。ここからさらに左回旋枝と左前下行枝という動脈になり、二又に分かれます。右冠動脈は心筋を広く灌流し、右心室や左心室に血液を送ります。

　心臓に酸素や栄養素を供給した血液の約95％は、心臓の後ろ側を走っている冠静脈洞に集まり右心房へ戻ります。このような循環を冠循環といいます。

心臓はたくさんの酸素を必要とする

　冠動脈は収縮期に心筋によって圧迫されるので、左心室の拡張期に血液が多く流れます。心臓は酸素消費量が多く、冠動脈の血液に含まれている酸素のうち、約70％は心臓によって消費してしまいます。そのため心筋の組織中に流れて戻ってきた冠静脈の酸素濃度は極めて低いといわれています。

　また、冠動脈はほかの動脈との吻合がないので、1本の血管が狭くなったり（狭窄）、詰まったり（閉塞）すると、心筋が働かなくなり、狭心症（P.104、106参照）や心筋梗塞（P.108参照）を引き起こす可能性があります。

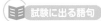

試験に出る語句

狭心症
虚血性心疾患の1つ。心臓の筋肉（心筋）に供給される酸素が足りなくなると起こる。一時的な胸痛や圧迫感を感じるが、安静にすると治まる。

心筋梗塞
心臓に酸素や栄養素を供給している血管（冠動脈）の血流が詰まることで、その部分の細胞が壊死してしまう状態。

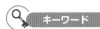

キーワード

吻合
神経や血管などが互いに連絡を持つこと。外科手術によって、本来離れている臓器や内腔をつなぐことを指す場合もある。

冠動脈のしくみ

心臓に酸素や栄養素を送っている冠動脈は心臓全体を取り巻いている。

大動脈洞とは、上行大動脈の基部に3つある大動脈弓と呼ばれるふくらみのこと。バルサルバ洞とも呼ぶ。左右に冠動脈がつながっている。大動脈洞の大動脈壁では、中膜の一部が欠損したりすると、洞が膨張して動脈瘤となる。

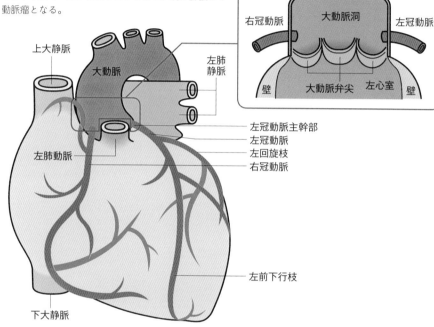

冠循環

冠動脈を通して血液を心筋に運び、ポンプ機能を果たすために栄養供給する流れを冠循環と呼ぶ。

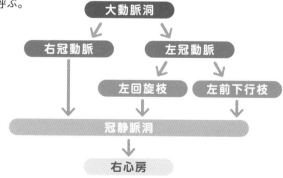

右冠動脈は右心室、右心房、左心室の下壁と心室中隔の後方の一部の栄養供給を担う。左冠動脈は左心室の大半や左心房、心室中隔の半分程度の栄養供給を担う。冠静脈洞を通らずに、直接右心房や右心室に流れ込む静脈もある。

19

刺激伝導系

POINT ▶
- 心臓を拍動させるための興奮刺激
- 電気的興奮によって規則的なリズムを保つ
- 洞結節は心臓のペースメーカー

心臓を動かすための伝導路

心臓は規則的なリズムで収縮と拡張を繰り返しています。このリズムがずれることなく拍動が行えるのは、刺激伝導系と呼ばれる電気の流れがあるからです。刺激伝導系は、洞結節、房室結節、ヒス束、右脚・左脚、プルキンエ線維によって構成されています。

まず右心房にある洞結節で電気的興奮が発生します。洞結節は心臓のペースメーカーのような機能を持ちます。ここで生じた興奮は心房を経て房室結節に到達します。そこからヒス束、右脚・左脚、プルキンエ線維を通ります。心室筋全体に電気信号が伝わり、心室が収縮することで拍動を行っています。

心臓が拍動するまでの速度

洞結節から発生した電気的興奮は、順番通りに伝わることで心臓を動かします。洞結節は毎秒1回程度、電気信号を出します。その後、房室結節を通るときは最も電気信号の伝導スピードが遅く、秒速0.05mといわれています。プルキンエ線維では最も速く、秒速4mになります。そうして心筋は電気的興奮の刺激を受けると縮み（収縮）、刺激がなくなると緩みます（拡張）。

心電図上では、洞結節からの電気的興奮が発生して心房筋に伝わるとP波として現れます。また、房室結節からヒス束、右脚・左脚、プルキンエ線維を介して心室に興奮が伝わると、QRS波が現れます。この連携がうまく伝わらなくなると拍動のペースが乱れ、不整脈が起こります。

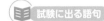

試験に出る語句

刺激伝導系
心臓は全身や肺に血液を送り出すために電気信号を発生させ、電気信号を心臓全体に伝えることで心筋を動かしている。電気信号を伝える役割を果たすのが洞結節、房室結節、ヒス束、右脚・左脚、プルキンエ線維であり、これらの特殊な筋繊維束を総称して刺激伝導系と呼ぶ。刺激伝導系によって、自発的に電気を発生させる機能を自動能という。

P波
心電図の検査を行うと最初にみられる小さな波。心房の収縮を表す（P.84参照）。

QRS波
心電図の検査を行うと、P波のあとにみられる波。心室の収縮を表す（P.84参照）。

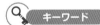

キーワード

不整脈
拍動のリズムが一定でない状態を指す。規則的なリズムが損なわれると、場合によっては生命に関わる（P.116参照）。

刺激伝導系の活動

心臓のリズムである収縮と拡張を規則的に拍動させているのは、刺激伝導系の活動によるもの。全身に血液を供給するために心筋を動かしている。

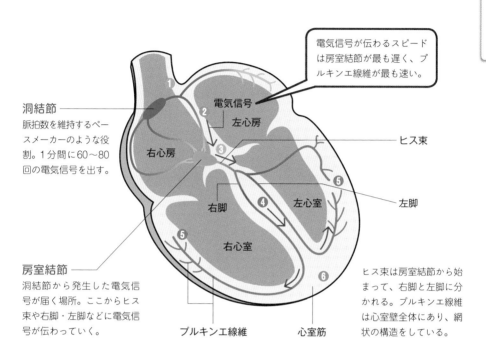

電気信号が伝わるスピードは房室結節が最も遅く、プルキンエ線維が最も速い。

洞結節
脈拍数を維持するペースメーカーのような役割。1分間に60～80回の電気信号を出す。

房室結節
洞結節から発生した電気信号が届く場所。ここからヒス束や右脚・左脚などに電気信号が伝わっていく。

ヒス束は房室結節から始まって、右脚と左脚に分かれる。プルキンエ線維は心室壁全体にあり、網状の構造をしている。

電気信号の伝わり方

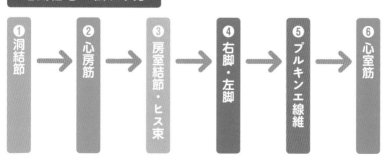

① 洞結節 → ② 心房筋 → ③ 房室結節・ヒス束 → ④ 右脚・左脚 → ⑤ プルキンエ線維 → ⑥ 心室筋

電気信号が①～⑥まで通り切ると心臓が1回収縮する。刺激は洞結節がおもに発生させているが、洞結節に不具合が生じると、房室結節が刺激を出すこともある。

心周期

POINT ▶
● 心臓が収縮と拡張を周期的に行っている
● 心周期の始まりはP波
● 心臓の活動は心電図の波形に現れる

心臓は収縮期と拡張期を繰り返す

　心周期とは、心臓の収縮と拡張からなる周期的な拍動のことです。心臓は収縮と拡張を繰り返すことで血液を循環させていますが、収縮期（心室収縮期）には等容性収縮期、駆出期（拍出期）があり、拡張期（心室拡張期）には等容性弛緩期、充満期（心房収縮期）があります。

　等容性収縮期は、心室の収縮が開始して房室弁が閉じてから、動脈弁が開くまでをいいます。駆出期では、心室の内圧が動脈圧を越えると動脈弁が開いて駆出が起こります。

　一方、等容性弛緩期は動脈弁が閉じてから房室弁が開くまでをいいます。充満期では、心室の内圧が心房内圧より低下することで房室弁が開き、心室に血液が流入します。

心周期の活動は心電図に現れる

　心臓の活動周期で最初に現れるのは、右心房と左心房が収縮を起こす充満期（心房収縮期）です。

　心電図にはまずP波が現れ、次に右心室、左心室の収縮がQRS波として現れます。これは左心室の興奮を示しています。駆出期では右心室と左心室が強く収縮しT波が現れます。

　続いて右心室、左心室の心筋が弛緩し始めて、心室の内圧が低下する等容性弛緩期になります。その後、心室内圧が下がったことによって房室弁が開き、心室に血液が流入することを充満期といいます。そしてふたたび心房収縮期になり、新たな心周期がスタートします。

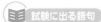
試験に出る語句

収縮期
心臓の収縮開始から大動脈弁閉鎖までのこと。

拡張期
心臓の大動脈弁閉鎖から次の収縮が始まるまでのこと。

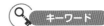
キーワード

T波
収縮した心臓が元に戻るときにできる波のこと。

メモ

駆出期
収縮の早期に起こる駆出は、急速であることから急速収縮期と呼ばれている。急速収縮期を過ぎると拍出の速度は徐々に減少し、この期間を緩徐駆出期（低減駆出期）と呼ぶ。

充満期
房室弁が開くと勢いよく血液が心室に流入する。この期間を急速充満期と呼ぶ。勢いよく流入したあと、血液の流入が緩徐になる期間を緩徐充満期（低減充満期）と呼ぶ。

心周期のしくみ

心臓は収縮と拡張を繰り返し行う。この一連の活動を心周期という。心室が収縮するときは収縮期と呼ばれ、弛緩して拡張しているときは拡張期と呼ばれる。

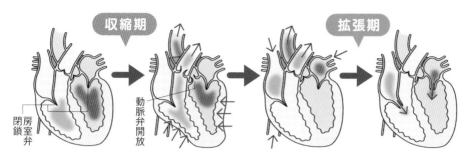

収縮期　　　　**拡張期**

等容性収縮期　　**駆出期**　　**等容性弛緩期**　　**充満期**

等容性収縮期	駆出期	等容性弛緩期	充満期
心室が収縮し始めると心室の内圧が上がっていき、弁がすべて閉じる。	動脈の内圧を心室の内圧が上回ると動脈弁が開く。すると心室にある血液が動脈に流れ出す。	心室筋が弛緩し始め、動脈に血液が流れると、心室の圧が下がる。動脈の圧を心室の圧が下回ると弁がすべて閉じる。	心室の内圧が下がって房室弁が開くことで、心室に心房の血液が流れる。

房室弁閉鎖
動脈弁開放

心周期の心室・心房圧変化と心電図

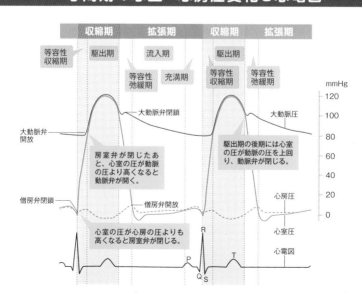

収縮期　　拡張期　　収縮期　　拡張期

等容性収縮期　駆出期　流入期　駆出期

等容性弛緩期　充満期　等容性収縮期　等容性弛緩期

mmHg
120
100
80
60
40
20
0

大動脈弁閉鎖
大動脈圧

大動脈弁開放

房室弁が閉じたあと、心室の圧が動脈の圧より高くなると動脈弁が開く。

駆出期の後期には心室の圧が動脈の圧を上回り、動脈弁が閉じる。

僧房弁閉鎖
僧房弁開放

心房圧
心室圧

心室の圧が心房の圧よりも高くなると房室弁が閉じる。

心電図

P　Q　R　S　T

23

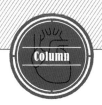

AEDとは

　AED（自動体外式除細動器）は、心臓が正常に拍動せず心停止になった場合に、心臓に電気刺激を与えて正しい拍動を取り戻すための医療機器として用いられています。2004年から医療従事者だけでなく、一般の人などにも幅広く使用できるよう、駅や学校、スポーツ施設といった、人の多く集まる場所に設置されています。

　心室細動（VF）、心室頻拍（VT）などの不整脈が、心停止の原因の多くを占めていますが、突然の心停止はいつどこで起こるのかは予測できません。そのため、誰でも使用できるように音声ガイドがついており、初めて触る人でも簡単に操作することができます。

　心停止を起こした場合、心臓から全身に血液が供給されなくなるので、回復までに時間がかかればかかるほど、後遺症や死亡のリスクが高くなります。AEDの成功率は100％ではありませんが、ただちに実施できなければ、1分経過するごとに生存率は7〜10％ほど低下するといわれています。1分1秒でも早く心臓の拍動を取り戻し、全身に血流を供給しなければならないため、心停止直後からの心肺蘇生とAEDによる電気的除細動を行うことが重要です。

　まず心停止を起こした人を発見した場合、すぐに救急要請を行うとともに胸骨圧迫による心肺蘇生を行います。このとき、なるべく多くの応援者を求めて、AEDを早急に実施できるようにします。国内では、救急要請をしてから救急車到着までの平均時間は約8分といわれています。早急に救急隊が駆けつけてAEDを行うよりも、その場に居合わせた人びとで協力しながら一刻も早く行い、回復につなげることが大切です。救急隊を待っていても、命は失われていく一方です。

　ひとりでも多くの命を救うためにも、AEDのさらなる普及が期待されています。

第2章

血管と循環

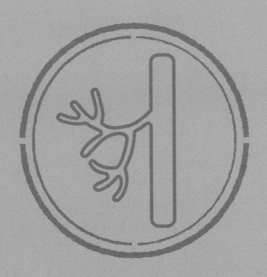

心臓の血液の流れ

POINT ▶
● 心臓はポンプとして全身に血液を供給している
● 右心系は全身の血液、左心系は肺からの血液が流れる
● 最も強い圧力で血液を注ぎ込む左心室の壁は分厚い

右側の心臓の血液は二酸化炭素を多く含む

　心臓はポンプ機能の働きがあり、全身の細胞に血液を送っています。心臓が拍動するたびに約70〜80mℓの血液が供給され、1分間に約5ℓの血液が全身の組織に届けられています。

　血液の流れを見ると、心臓の右側（右心房・右心室）を流れるのは全身から集められた血液であり、二酸化炭素を多く含んでいます（静脈血）。血液は大静脈から右心房に注ぎ込まれ、そのまま右心室へ流れます。右心室からは肺動脈を通過し、左右の肺へ供給されます。一方、心臓の左側（左心房・左心室）を流れるのは酸素を多く含んだ血液です（動脈血）。左右の肺から肺静脈を通り、左心房へ流れます。そのまま左心室へ血液が注ぎ込まれると、左心室から大動脈を通って全身に血液が流れます。

　左右の心室から血液を送っているのが動脈で、左右の心房から血液が戻る血管が静脈ということになります。

血液を送るしくみ

　心臓では、まず左右の心房の筋肉が収縮を起こします。すると三尖弁と僧帽弁が開いて心房内の血液が心室に流れ込みます。供給された血液が心室に溜まると、心室の内圧が高まり、三尖弁と僧帽弁が閉じて心室の収縮が始まります。左右の心室が収縮すると、大動脈弁と肺動脈弁が開いて心臓から一気に血液が送り出されます。心臓から血液が出ていくと心室の筋肉が弛緩して大動脈弁と肺動脈弁が閉じます。この繰り返しによって血液が送り出されています。

📖 試験に出る語句

肺動脈
心臓に戻ってきた血液を右心室から肺へ送り出す血管のこと。動脈だが、血管内を流れているのは静脈血である。

肺静脈
肺から左心房に戻る血管のこと。静脈だが、酸素を多く含んだ動脈血が流れる。

心臓の血液の流れ

心臓は全身に血液を送り出すためのポンプとして働く。初めに心房が収縮する。その後、心室が収縮すると血液が全身に送り出される。その際、心房、心室に備わっている弁が開閉することで、血流はコントロールされている。

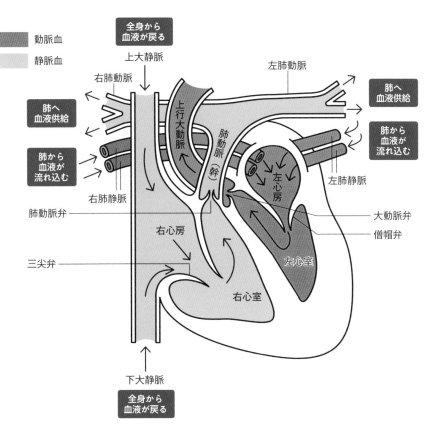

動脈血
静脈血

全身から血液が戻る
上大静脈
右肺動脈
左肺動脈
肺へ血液供給
上行大動脈
肺動脈（幹）
肺へ血液供給
肺から血液が流れ込む
肺から血液が流れ込む
左心房
右肺静脈
左肺静脈
肺動脈弁
大動脈弁
僧帽弁
右心房
三尖弁
左心室
右心室
下大静脈
全身から血液が戻る

column 心臓の仕事量を左右する前負荷・後負荷

　前負荷は心筋が収縮する直前に心室にかかる負荷を指します。心室に流れ込む血液量が多ければ多いほど前負荷は大きくなります。そのため容量負荷とも呼ばれます。静脈血が多く戻れば負荷も大きくなるということです。一方、後負荷は心筋が収縮を始めた直後に心臓にかかる負荷を指します。心臓は血液を動脈に送り出す際、動脈圧と戦いながら押し出します。そのため心臓から出ていく血液が多いと負荷も大きくなります。このことから後負荷は圧負荷とも呼ばれます。

動脈と静脈の機能と構造

POINT
- 動脈は内膜、中膜、外膜からなる
- 静脈に比べて動脈は厚く弾力がある
- 静脈には逆流防止弁がついている

動脈と静脈は3層からなっている

　血管は、心臓から拍出される血液を全身に運ぶため、いわゆる幹線道路のような役割を持っています。

　血管にはおもに動脈、静脈、毛細血管（P.30参照）があります。動脈は内膜、中膜、外膜という3層構造で、各層の間には、弾性線維と呼ばれるシート状のような組織が存在しています。

　なかでも心臓と直接つながっている大動脈は、秒速150cmで血液が送られているため、その勢いを受けとめられるよう、中膜の弾性線維が豊富です。中膜は平滑筋と弾性線維によってできています。

　静脈も動脈と同様に、内膜、中膜、外膜の3層構造になっています。静脈は心臓に向かって血液を運んでいく血管で、血管の壁は薄くできています。心臓に戻る血液の圧力は動脈に比べると低く、血液を押す力も弱いので、血液が逆流しないように弁がついています。

動脈は静脈の血液が流れる

　動脈は心臓から出てくる血液を運ぶ血管です。心臓のポンプ作用によって強い圧力がかかり、血液の流れも速いので、静脈に比べると血管壁が厚く、弾力があります。

　心臓から血液が送り出されると、動脈は膨らんだり縮んだりしながら全身に血液を送っていきます。一方、静脈は静脈にある筋肉によって収縮運動を行い、血液を心臓に送り返しています。また、静脈は血液をたくさん貯留することができるので、容量血管ともいわれています。

試験に出る語句

弾性線維
結合組織をつくる繊維の1つで、血管壁や肺組織などに豊富に含まれる。タンパク質であるエラスチンからなり、伸縮性に富む。引っ張ると2〜2.5倍程度に伸びる。網状に広がったり、膜状になっていたりする。

キーワード

平滑筋
自律神経によって支配され、自分の意思では動かすことができない不随意筋。

容量血管
静脈全般を指す。静脈の血管壁は薄く伸びやすいので、血液を貯める役割がある。

動脈と静脈の構造

動脈、静脈ともに内膜、中膜、外膜の3層からなる。静脈には血液の逆流を防ぐための弁がついている。

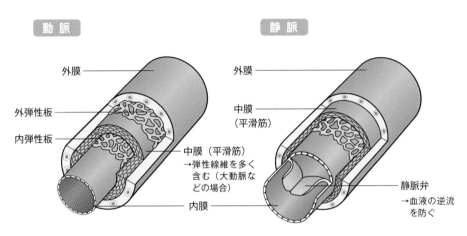

動 脈

- 外膜
- 外弾性板
- 内弾性板
- 中膜（平滑筋）
  →弾性線維を多く含む（大動脈などの場合）
- 内膜

静 脈

- 外膜
- 中膜（平滑筋）
- 静脈弁
  →血液の逆流を防ぐ

血管壁の構造

動脈は、高い圧力で心臓から押し出された血液が一気に流れるため、血管壁が厚く弾力がある。静脈は心臓に向かって戻る血液を運ぶため、動脈に比べて薄くできている。

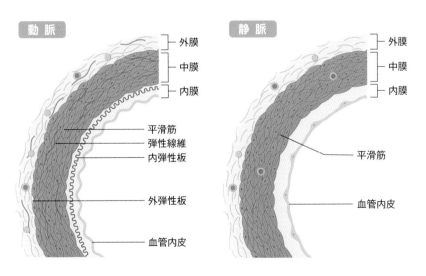

動 脈

- 外膜
- 中膜
- 内膜
- 平滑筋
- 弾性線維
- 内弾性板
- 外弾性板
- 血管内皮

静 脈

- 外膜
- 中膜
- 内膜
- 平滑筋
- 血管内皮

29

毛細血管の機能と構造

POINT
● 毛細血管は1層のやわらかい膜でできている
● 物質交換を行う役割がある
● 器官によって毛細血管の構造が違う

血液循環の最終目的地

毛細血管は動脈系と静脈系をつなぐ細い血管で、全身に張りめぐらされています。目の角膜や水晶体、軟骨組織には存在していません。毛細血管の太さは約0.005～0.02mmで、血管の壁は1層のやわらかい膜でできています。この膜には小さな穴がたくさん空いており、赤血球が通れるくらいの大きさです。穴は酸素や二酸化炭素、栄養や水分などの物質交換をする場として機能しています。

とくに代謝の高い心筋や脳などは、毛細血管の密度が高いため、物質交換をより効率的に行う必要があります。毛細血管から外に出た酸素や栄養は、細胞間を満たしている間質液によって混ざり合い、細胞に取り込まれます。

また、二酸化炭素や老廃物などは、間質液と一緒に静脈とつながる毛細血管に染み込んでいきます。

働きによって3つに分類される

毛細血管は器官によって働きや構造に違いがあり、連続型毛細血管、有窓型毛細血管、非連続型毛細血管の3つに分かれています。

連続型毛細血管は一般的で骨格筋や中枢神経系など多くの組織にみられます。内皮細胞が連続性なので、穴や隙間がありません。そのためガスや小さな分子の交換が行われます。有窓型毛細血管は小腸や腎臓、内分泌などの組織にみられます。非連続型毛細血管は肝臓の組織でみられます。ほかの毛細血管に比べて大きな穴が空いているので、大きな細胞や分子などの交換を行うことができます。

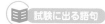
試験に出る語句

赤血球
骨髄で生成される。酸素を運搬する役割を担っており、血液中の寿命は120日で肝臓や脾臓で破壊される。赤血球は核がないので、形を変えながら狭いところをすり抜けることができる。

間質液
細胞と細胞の間にある液体のこと。毛細血管から染み出して、毛細血管の物質交換時に酸素や栄養素を細胞に届けるための仲介を行っている。

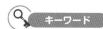
キーワード

中枢神経系
神経系のなかでも中枢的役割を果たす部分。多くの神経細胞が集合して大きなまとまりになっている領域。脳と脊髄が該当する。逆に全身に分散する神経は末梢神経系という。

内分泌
分泌腺が、導管を経ずに分泌物を直接、またはリンパを介して血液中に出すこと。導管を持たない分泌腺は内分泌腺と呼ばれる。内分泌腺から出される分泌物はホルモンである。

毛細血管の役割

動脈と静脈をつなぎ、酸素や二酸化炭素、栄養などの物質交換を行う。

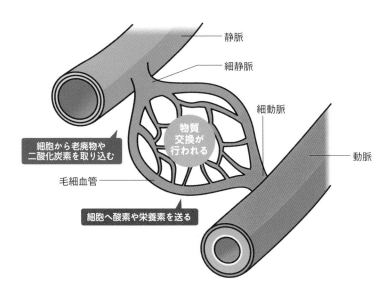

- 静脈
- 細静脈
- 細動脈
- 動脈
- 毛細血管

物質交換が行われる

細胞から老廃物や二酸化炭素を取り込む

細胞へ酸素や栄養素を送る

毛細血管の構造

血管内皮細胞と基底膜からなる。中膜と外膜はない。連続型毛細血管、有窓型毛細血管、非連続型毛細血管の３つに分類される。

連続型毛細血管	有窓型毛細血管	非連続型毛細血管
脳内などにあり、穴がない。骨格筋や中枢神経系にみられる。	内分泌腺、腎糸球体などにあり、たくさんの穴がある。	肝臓の組織にあり、大きな穴が空いている。

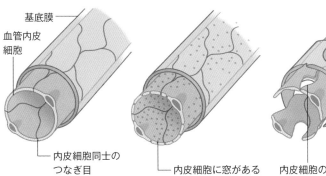

- 基底膜
- 血管内皮細胞
- 内皮細胞同士のつなぎ目
- 内皮細胞に窓がある

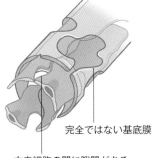

- 完全ではない基底膜
- 内皮細胞の間に隙間がある

リンパの働き

- リンパは生体防御の働きがある
- 病原体の侵入を阻止し外敵から体を守る
- リンパ球は全身の各所に分布している

感染から体を守り不要なものを運び出す

リンパはおもに生体防御に重要な役割を担っています。リンパ液が流れるリンパ管と、リンパ管の各所にあり豆のような形をしたリンパ節から構成されています。

リンパ管は、全身に張りめぐらされており、細い管を毛細リンパ管と呼びます。毛細リンパ管は組織の細胞から老廃物や病原体などを取り除きます。

リンパ節はリンパ液の不要なものをろ過したり、病原体の侵入を防いだり、闘ったりする関所のような役割があります。そのためリンパ節の腫れがあり、熱や痛みなどを伴っているときは病原体と闘っている状態といえます。

リンパの流れ

リンパ液は、必要に応じて細胞組織からつくられる液体で、白血球の一部であるリンパ球を含んでいます。毛細血管から染み出た間質液（P.30参照）の一部も毛細リンパ管に取り込まれリンパ液となります。

リンパ液は毛細リンパ管からリンパ節を経て集合リンパ管を通り、全身をめぐって鎖骨下静脈に至ります。体の先から中心に向かって流れるイメージです。

リンパ管には心臓のような動力源がないため、体を動かすことで筋肉が収縮し、ポンプのように動いてリンパ液を運んでいます。そして静脈と同様に、逆流を防ぐための弁がついています。

 試験に出る語句

白血球
血液に含まれる細胞成分の1つ。白血球は、好中球、リンパ球、単球、好酸球、好塩基球の5種類から構成されている。おもに生体防御の役割を担っており、外部から体内に細菌や異物が侵入すると殺菌したり、取り込んだり、処理する働きをする。

リンパ球
リンパ球にはNK（ナチュラルキラー）細胞、T細胞、B細胞がある。NK細胞は体の中を常にめぐり、がん細胞や感染した細胞を攻撃する。T細胞、B細胞は体の中に病原体や異物が侵入してきたときに攻撃する。

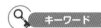 **キーワード**

鎖骨下静脈
鎖骨下の左右両側にある静脈。リンパ管は鎖骨下静脈につながっている。

リンパの流れと構造

リンパは全身に分布し、末梢から中枢に向かって流れている。リンパ管が合流するところには豆状のリンパ節があり、そこでリンパ球などをつくって細菌などの異物処理を行う。

リンパ液の流れ

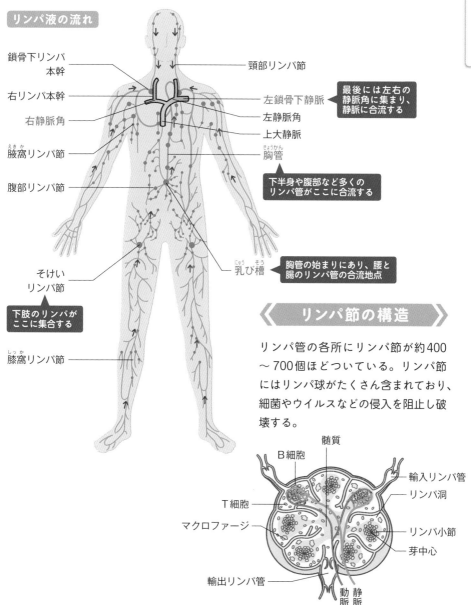

鎖骨下リンパ本幹

右リンパ本幹

右静脈角

腋窩（えきか）リンパ節

腹部リンパ節

そけいリンパ節

下肢のリンパがここに集合する

膝窩（しっか）リンパ節

頸部リンパ節

左鎖骨下静脈

左静脈角

上大静脈

胸管（きょうかん）

乳び槽（にゅうびそう）

最後には左右の静脈角に集まり、静脈に合流する

下半身や腹部など多くのリンパ管がここに合流する

胸管の始まりにあり、腰と腸のリンパ管の合流地点

リンパ節の構造

リンパ管の各所にリンパ節が約400〜700個ほどついている。リンパ節にはリンパ球がたくさん含まれており、細菌やウイルスなどの侵入を阻止し破壊する。

髄質

B細胞

T細胞

マクロファージ

輸出リンパ管

輸入リンパ管

リンパ洞

リンパ小節

芽中心

動脈

静脈

33

肺循環と体循環

 POINT ▶
- 右心系は肺循環、左心系は体循環
- 肺循環はガス交換のため血液が心臓から肺へ流れる
- 体循環は酸素・栄養素を運搬する

心臓の循環には2つのルートがある

　心臓の内部は、右心房、右心室、左心房、左心室の4つの部屋に分かれています。ポンプの機能を行うのは右心室と左心室で、右心房と左心房は血液を溜めておく働きがあります。

　心臓が1回拍動する間に、血液は心室から心臓の外に流れ、心室には心房から別の血液が注ぎ込まれます。このように、血液が体をひと回りして元に戻る流れを繰り返すことを循環といいます。

　血液の循環には肺循環と体循環の2つのルートがあります。おもに右心系が肺循環を担い、左心系が体循環を担っています。

肺循環と体循環のしくみ

　全身を通ってきた静脈血は大静脈から右心房に流れ込みます。その後、右心室が収縮を起こして肺動脈から肺に血液が送り込まれます。これが肺循環です。

　静脈血には二酸化炭素が多く含まれているため、肺の中にある肺胞という部分に運ばれてガス交換を行います。血液中の二酸化炭素が肺胞に取り込まれると酸素が出てきます。酸素を含んだ血液はその後、左心房から心臓に戻ります。

　一方、体循環は左心室から始まります。酸素や栄養を豊富に含んだ血液を全身に運びます。

　全身から心臓へ戻ってくるときには、老廃物や二酸化炭素を回収し、最後は右心房に戻ります。

 試験に出る語句

肺循環
右心室→肺動脈→肺→肺静脈→左心房への血液の流れ。

体循環
左心室→大動脈→動脈系→毛細血管→細胞→毛細血管→静脈系→右心房への血液の流れ。

キーワード

肺胞
肺の中で枝分かれを繰り返した気管支の末端にある袋状の部分。肺におけるガス交換は、肺胞の毛細血管で行われている。

ガス交換
肺胞で酸素と二酸化炭素の交換を行うこと。

肺循環と体循環

血液の循環には、ガス交換のため血液が心臓から肺に送られる肺循環（→）と、酸素や栄養素を全身に送り届けるための体循環（→）がある。

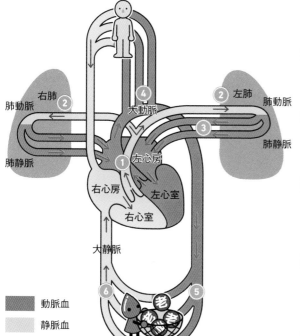

1 右心室から血液が出たあと肺動脈に流れる。

2 2つの肺で酸素を受け取る。

3 酸素を含んだ血液が肺静脈を介し左心房に戻る。

4 左心室を通った血液は大動脈を介して全身に送られる。

5 全身に酸素を届けたら、二酸化炭素や老廃物を回収していく。

6 二酸化炭素や老廃物を含んだ血液は大静脈を介して右心房に戻る。

■ 動脈血
■ 静脈血

肺胞のしくみ

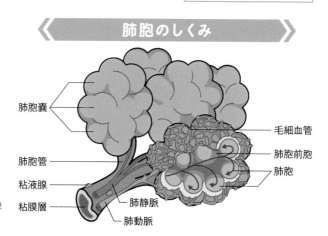

肺胞嚢　毛細血管
肺胞管　肺胞前胞
粘液腺　肺胞
粘膜層　肺静脈　肺動脈

酸素と二酸化炭素の交換は肺胞で行われている。

35

全身の血管 動脈

POINT ▶
- 動脈は圧力に耐えることができる弾力のある血管
- 動脈には筋性動脈と弾性動脈がある
- 動脈は左心室から出る上行大動脈から始まる

血液をすみずみまで行き渡らせるための血管

血液は生きていくために必要な成分を含んでおり、全身の血管をめぐっています。心臓はたった1分間で約5ℓの血液を全身にひとめぐりさせます。

血管は動脈、静脈、毛細血管の3つに大別され、なかでも心臓から出た血液を全身に運ぶのが動脈です。動脈は心臓から勢いよく血液が流れ出ていく血管なので、その圧力に耐えられるように弾力のある厚い壁で構成されています（P.28参照）。

動脈には筋性動脈と弾性動脈があります。筋性動脈は血管の中膜である平滑筋が発達していて、交感神経の興奮時には、平滑筋の収縮によって血管の内腔が狭くなります。弾性動脈は太い血管に分布しているので、血管に弾力があり血液を蓄えることができます。

おもな動脈のしくみ

全身の動脈は、部位によってそれぞれ役割や太さに違いがあります。とくに心臓につながっている一番太い血管である上行大動脈は直径約2.5cmにもなります。ここから大動脈弓で向きが変わり、総頸動脈、鎖骨下動脈、下行大動脈に向かって血管が枝分かれします。下行大動脈から下に進むと、腹部大動脈、総腸骨動脈から下肢へと続きます。

動脈は体の表面からでも触れることができます。おもに浅側頭動脈、総頸動脈、上腕動脈、橈骨動脈、大腿動脈、膝窩動脈、後脛骨動脈、足背動脈などがあります。

試験に出る語句

筋性動脈
中膜の平滑筋収縮により動脈の太さを変えて血液の流れる量を調節する。

弾性動脈
大動脈の太い動脈に分布している。

キーワード

交感神経
自律神経系を構成する末梢神経。全身のさまざまな場所に分布する。興奮時には血管を収縮させて血圧を上昇させる。また、アドレナリンの分泌も促す。胃腸の働きを抑制する。自分の意思とは関係なく、副交感神経と拮抗しながら内臓の働きをコントロールしている。

全身のおもな動脈

動脈は心臓から送り出された血液を全身に運ぶ血管で、栄養素や酸素などを豊富に含んでいる。

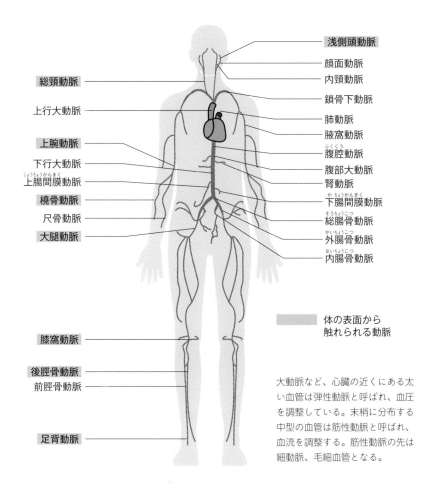

左側ラベル（上から）
- 総頸動脈
- 上行大動脈
- 上腕動脈
- 下行大動脈
- 上腸間膜動脈（じょうちょうかんまく）
- 橈骨動脈
- 尺骨動脈
- 大腿動脈
- 膝窩動脈
- 後脛骨動脈
- 前脛骨動脈
- 足背動脈

右側ラベル（上から）
- 浅側頭動脈
- 顔面動脈
- 内頸動脈
- 鎖骨下動脈
- 肺動脈
- 腋窩動脈
- 腹腔動脈（ふくくう）
- 腹部大動脈
- 腎動脈
- 下腸間膜動脈（かちょうかんまく）
- 総腸骨動脈（そうちょうこつ）
- 外腸骨動脈（がいちょうこつ）
- 内腸骨動脈（ないちょうこつ）

体の表面から触れられる動脈

大動脈など、心臓の近くにある太い血管は弾性動脈と呼ばれ、血圧を調整している。末梢に分布する中型の血管は筋性動脈と呼ばれ、血流を調整する。筋性動脈の先は細動脈、毛細血管となる。

---

column

血液がたくさん流れるのはどこ？

　心臓から全身に送り出される血液が最も多く流れている器官は腎臓といわれています。1分間に約1ℓの血液が流れ、これは心拍出量の約20％分にあたります。腎臓を通過する血液は毛細血管でろ過され、尿となり体外へ排出されます。血液は通過する場所によってさまざまな働きを持ちますが、体の中の血流量は常に変わりません。

全身の血管 静脈

POINT
- 静脈は心臓に向かって流れる血液
- 血管内に逆流しないための弁がついている
- 静脈は各組織で二酸化炭素を受け取る役割がある

静脈の血管には弁がついている

　静脈は心臓に向かって血液を運ぶ血管です。毛細血管に続いて細静脈がさまざまな部分に広がり、合流を繰り返しながら太い血管になります。最終的には心臓部分に近い大静脈となり、心臓へ血液が供給されます。

　静脈は動脈と比べて血管の壁が薄くつくられているため、血液が心臓に向かって戻る力がとても弱いです。そのため静脈の血管には、血液が逆流しないよう各所に弁がついています（P.28参照）。仮に、弁に機能不全が起こると、下肢の血液が逆流してしまい、うまく心臓に戻らないことがあります。長時間立ったままで生活していたり、同じ姿勢で過ごしたりすることによって、静脈が拡張したり蛇行したりする静脈瘤（じょうみゃくりゅう）が発生してしまうこともあります。

静脈の流れ

　動脈は心臓から送り出された血液を全身に運ぶのに対して、静脈は各組織から二酸化炭素や老廃物を回収してくる血管です。とくに上半身からの血液が集まる血管を上大静脈といいます。内頸静脈（ないけい）と鎖骨下静脈（さこつか）が合流して腕頭静脈（わんとう）となり、さらに左右の腕頭静脈が合流して上大静脈になります。また、左右の総腸骨静脈（そうちょうこつ）が合流して始まるのが下大静脈（かだい）で、下半身と腹部の内臓の血液を集めます。下大静脈は上行に向かう途中で腎静脈や肝静脈が注ぎ込まれます。大静脈から心臓に血液が運ばれると、肺動脈を通って左右の肺に送られていきます。ここでガス交換が行われ、新鮮な酸素を供給します。

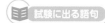

試験に出る語句

上大静脈
頭部や頸部、両腕、胸部などから血液が集まる静脈幹。集まった血液は右心房に注がれる。

下大静脈
人体最大の静脈。下半身の静脈血、腎静脈や肝静脈などから血液が集まる。集まった血液は右心房に注がれる。

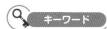

キーワード

細静脈
毛細血管が集まって静脈になるまでにつくられる非常に細い血管。太さは直径100〜200μm程度。

静脈瘤
下肢の静脈弁が何らかの原因で壊れて血液が滞り、瘤のような状態になること。

腎静脈
腎臓から還流している静脈。腎臓と下大静脈をつなぐ。

全身のおもな静脈

静脈は各組織から老廃物などを回収する血管で、静脈を流れる血液は二酸化炭素などを多く含む。

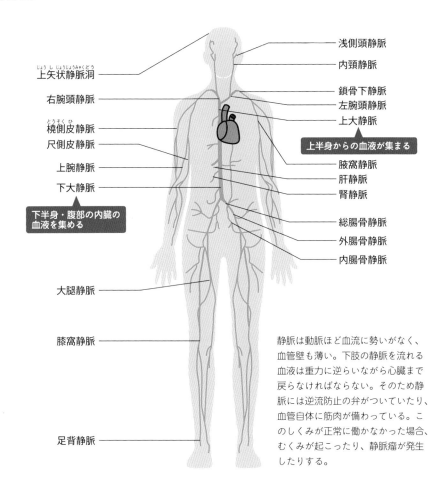

上矢状静脈洞（じょうし じょうじょうみゃくどう）

右腕頭静脈

橈側皮静脈（とうそくひ）

尺側皮静脈

上腕静脈

下大静脈

下半身・腹部の内臓の血液を集める

大腿静脈

膝窩静脈

足背静脈

浅側頭静脈

内頸静脈

鎖骨下静脈

左腕頭静脈

上大静脈

上半身からの血液が集まる

腋窩静脈

肝静脈

腎静脈

総腸骨静脈

外腸骨静脈

内腸骨静脈

静脈は動脈ほど血流に勢いがなく、血管壁も薄い。下肢の静脈を流れる血液は重力に逆らいながら心臓まで戻らなければならない。そのため静脈には逆流防止の弁がついていたり、血管自体に筋肉が備わっている。このしくみが正常に働かなかった場合、むくみが起こったり、静脈瘤が発生したりする。

---

column　静脈還流とは

　心臓の右心房に戻ってくる静脈からの血液の流れを「静脈還流」といいます。全身をめぐった静脈血は肺循環で動脈血となり、ふたたび全身に送り出されます。しかし血液は、右心房の内圧だけでは戻ることができません。右心房に血液を戻すには「呼吸作用」「筋肉運動」「動脈拍動による圧迫」「静脈弁の逆流防止作用」が必要です。

血圧のしくみ

POINT
- 動脈にかかる圧を血圧という
- 血圧は心拍出量と末梢血管抵抗で決まる
- 血圧は常に変動するもの

血圧は動脈内にかかる圧

血圧とは心臓から送り出された血液が流れるときの圧力をいいます。心臓が収縮、拡張して血液が流れることで、血管の壁には圧力がかかります。そのため、血流のある部分であればどこにでも血圧が存在していますが、一般的には動脈の圧力のことを血圧といいます。

血圧は、1分間に左心室から大動脈に送り出される心拍出量と、末梢血管で血流の抵抗を見る総末梢血管抵抗の2つから求められます。

心臓が収縮し、血液が一気に送り出されるときの血圧を収縮期血圧（最高血圧）といい、心臓の拡張期に動脈内にかかる圧のことを拡張期血圧（最低血圧）といいます。収縮期血圧と拡張期血圧の差は脈圧と呼ばれます。

血圧は常に変動している

性別や年齢はもちろん、季節や時間帯、運動などによって血圧は変動し、常に一定ではありません。しかし血圧が低すぎると、体の各臓器に血液が十分に行き届かなくなります。逆に血圧が高すぎると、血管に常に過度な負荷がかかり続けるため、血管の細胞壁が少しずつ厚くなってしまいます。すると血管の弾力も失われ、血管が硬くなってしまう動脈硬化を進行させる恐れもあります。

とくに加齢が進むと血管壁の弾力が低下し、末梢血管抵抗が高まります。そのため、血圧は年齢に伴って上昇しやすいのです。血管が弾力を失うと、全身に血液を届けている心臓にも負担がかかります。

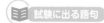

心拍出量
1分間に左心室から大動脈に送り出される血液量。

総末梢血管抵抗
血管内の血流の抵抗。血管が収縮したり血流量が増加することで血管抵抗は高まる。血圧は心拍出量と総末梢血管抵抗に比例する。そのため総末梢血管抵抗が増えると血圧も上がる。末梢血管抵抗、体血管抵抗とも呼ぶ。

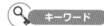
キーワード

収縮期血圧
心室が収縮するときの血圧。血圧が最も高くなることから最高血圧ともいう。血管が硬くなったりすると血液が流れにくくなり、血管壁にかかる圧力も高くなる。140mmHgを超えると高血圧と診断される。

拡張期血圧
心室が拡張するときの血圧。全身をめぐった血液が心臓へ戻る状態であり、血圧も最も低くなる。最低血圧ともいう。90mmHg以上になると高血圧と診断される。

脈圧
収縮期血圧から拡張期血圧を引いたもの。

血圧のしくみ

血圧とは心臓から送り出される血液が動脈の血管壁に押しかかる圧力をいう。心室が収縮する際には、血流が多くなるため圧力が高くなる。

収縮期

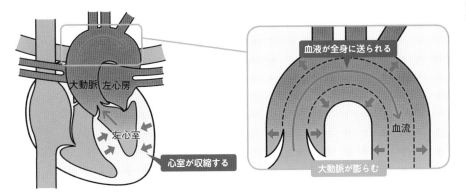

心臓の左心室が収縮して血液を血管に送り出す。このときの血圧の最高値が収縮期血圧（最高血圧）となる。収縮期は血管に大きな負荷と圧力がかかるため、血圧が高すぎると血管壁を傷つけることもある。

拡張期

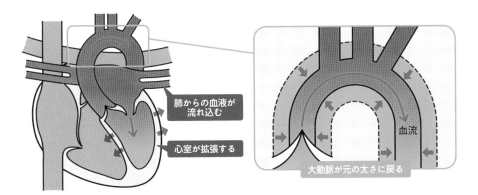

収縮期に拍出された血液の一部は、動脈を押し広げて大動脈に溜まる。溜まった血液は、左心室が収縮を終えて拡張するときに、大動脈の収縮によって末梢に押し流される。このときの血圧の最低値を拡張期血圧（最低血圧）という。血圧が低すぎると全身の末端まで血液を届けられなくなる。

41

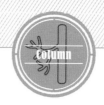

静脈血管が青く見えるのはなぜ？

　手や腕などに浮いている血管は静脈で、表面からは青く見えています。ですがこれは、血液や血管が青いわけではありません。血管には動脈、静脈、毛細血管の３種類がありますが、動脈と静脈を比べてみると血液の色に違いがあります。

　動脈は全身に栄養素や酸素を届ける血液なので、新鮮な赤色をしています。この色は、血液内にあるヘモグロビンによるものです。ヘモグロビンは赤血球の大部分を占めている成分で、鉄分と酸素が結びついています。血液に含まれる酸素量によって赤さが違い、酸素量が多ければ多いほど、血液の色は明るいといわれています。そのため動脈を流れる血液は静脈を流れる血液よりも赤いのです。

　動脈と静脈をイラストや図で表すときは、動脈が赤、静脈は青で描かれていますが、わかりやすく提示するためにそのような色で分けてあります。

　静脈は各組織から出た二酸化炭素や不要物などを運びながら心臓に戻っていくので、酸素と結びついていない血液になります。そのため、静脈を流れる血液はやや紫がかった暗い赤色をしています。この暗い赤色が皮膚を通して見ると乱反射を起こし、青く見えるといわれています。

　その理由は光の波長がおもな原因です。赤い光と青い光では、波長の短い青い光が透過しにくいので、皮膚の表面近くで反射します。逆に赤い光は波長が長く、光が浸透しやすいので乱反射を起こすため、目には見えづらくなっているといわれています。

　したがって青の波長だけが強調され、静脈の血管が青く見えるというわけです。ちなみに一般的に行われる血液検査では、血液を採取する血管は静脈です。

第3章

循環器の
おもな症状

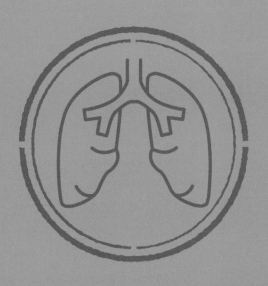

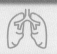

胸痛

POINT ▶
● 胸痛は多様な症状がある
● 痛みの部位によって病気を推測する
● 胸痛の発生部位別による分類がある

胸痛は部位で異常を推測できる

　胸痛とは、痛み以外にも胸部の不快感や圧迫感、絞扼感（こうやくかん）（締めつけ感）、灼熱感（熱く感じる）などさまざまな症状が現れることをいいます。循環器疾患の領域でとくに胸痛の訴えが多くみられる、狭心症や心筋梗塞などの虚血性心疾患では、発作を起こしていない場合は検査をしても異常が認められないことがあります。

　そのため、痛みのある部位や、痛みが出始めてからの期間などがわかると、ある程度病気を推測することが可能です。胸痛のある部位を、右ページ図のように区分しながら当てはめてみると、異常のある臓器のおおよその場所がわかります。

胸痛の発生部位別の分類

　胸痛は発生部位により、胸膜痛（きょうまくつう）、縦隔痛（じゅうかくつう）、胸壁痛（きょうへきつう）の3つに分類されます。胸膜痛はおもに神経の痛みに由来しているため、神経を介して痛みが肩のほうへ放散されることがあります。おもな疾患は胸膜炎で、肺の外側を覆っている胸膜といわれる部分の炎症です。

　縦隔痛は、縦隔といわれる肺や胸椎、胸骨に囲まれている部位の痛みを表しているので、気管や心臓、大動脈などの異常と考えられます。おもな疾患には心筋梗塞や肺血栓塞栓症（P.172参照）、大動脈解離（P.162参照）などがあります。

　胸壁痛は、胸の形をつくっている骨格の痛みを表しています。そのため、皮膚や骨、筋肉、神経などの異常と考えられます。おもな疾患には肋骨骨折や肋間神経痛などがあります。

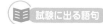

試験に出る語句

虚血性心疾患
心臓からの血液の流れが減ったり、途絶えたりすることで起こる。おもな病気には心筋梗塞や狭心症などがある（P.100参照）。

胸膜炎
肺の表面を覆っている膜に炎症が生じて起こる病気。

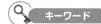

キーワード

胸膜
肺の表面を覆っている肺胸膜、胸壁の内面を覆っている壁側胸膜で、肺を両面から覆う膜のこと。2つの隙間は胸膜腔と呼ばれ、少量の漿液がある。

肋間神経痛
何らかの原因によって、肋骨の下を走る神経に生じる痛みのこと。

胸痛が発生するおもな部位と疾患

胸痛は循環器疾患以外にも発生する。なかには重篤な緊急性の高い病気があるため、痛みの出る部位と疾患の関係を知っておくことが大切である。

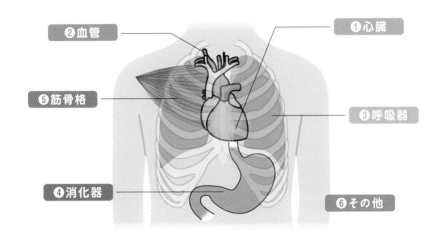

❶心臓
肥大型心筋症、心外膜炎、心筋炎、大動脈弁狭窄症

❷血管
虚血性心疾患（狭心症、心筋梗塞）、大動脈解離、肺塞栓症、肺高血圧症

❸呼吸器
気管支炎、肺炎、胸膜炎、気胸（緊張性気胸）、縦隔炎、縦隔気腫

❹消化器
逆流性食道炎、食道痙攣、食道炎、マロリーワイス症候群、特発性食道破裂、消化性潰瘍、胆道疾患、膵炎

❺筋骨格
筋肉痛、肋軟骨炎、頸椎椎間板疾患、肩関節炎、脊椎炎、骨折、肋間神経痛

❻その他
乳房疾患、胸郭腫瘍、帯状疱疹、心因性（不安神経症等）

---

column　異常のない胸痛

　胸痛はさまざまな症状を含めた総称です。そしてその原因は循環器に限りません。消化器の病気や呼吸器の病気でもみられるため、緊急性が高い病気を見逃さないように注意が必要です。検査による異常がなく本人の訴えによる胸痛がありますが、それを心因性胸痛といいます。原因はストレスからくるものだといわれています。

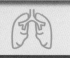

動悸

POINT ▶
● 動悸の感受性には個人差がある
● 健康な人にも起こりうる生理的変化による動悸がある
● 動悸の原因の多くは不整脈

動悸は健康な人にも現れることがある

　動悸とは、心臓の拍動を不快と自覚することの総称とされています。通常は自分の心臓の拍動を感じることはありませんが、何らかの理由によって拍動を速く感じたり、強く感じたりすることがあります。

　これは、脈拍に異常がなくても個人の感受性によるものであるため、感じ方は人それぞれです。したがって動悸は心臓に異常がなくても起こることがほとんどです。

動悸の原因の多くは不整脈によるもの

　動悸の原因は、生理的変化によって起こるものと、不整脈（P.116参照）、非不整脈によって起こるもの、心臓が原因で起こるものに分けることができます。

　生理的変化を原因とした胸痛は、緊張や興奮、運動、発熱、飲酒、カフェイン摂取などにより交感神経が活発になり、心拍数が上昇することで起こりやすくなります。そのため、健康な人でも動悸として自覚することがよくあります。不整脈によって起こるものには、脈が飛ぶ、乱れると表現される心房期外収縮や、脈が速いといわれている発作性上室頻拍などがあります。非不整脈によって起こるものには、貧血や高血圧、過換気症候群、不安神経症などがあります。

　心臓に原因があるものとしては、弁膜症（P.138参照）や心筋炎、心不全（P.110参照）などがあります。動悸の原因によっては、胸の不快感や呼吸困難、息切れなど、ほかの症状が出現することがあります。

 試験に出る語句

心房期外収縮
洞結節の興奮より先に心房から興奮が現れること。通常は良性で無症状（P.118参照）。期外収縮とは通常と違うリズムで心臓が収縮すること。

発作性上室頻拍
突然脈拍が速くなり、突然止まる状態。動悸があり、重症になるとめまい、意識消失がみられることもある（P.120参照）。

🔍 **キーワード**

過換気症候群
極度の緊張や不安から息苦しくなる状態。ストレスや不安が関係している。

不安神経症
日常生活において、理由もなく不安や心配を抱き続ける病気。全般性不安障害とも呼ばれる疾患である。

心筋炎
心臓にある筋肉である心筋に炎症が生じた状態。慢性、急性、劇症型、拡張型心筋症類似型などに分類されるが、なかでも急性心筋炎が最も多い。急性心筋炎は心筋のウイルス感染などにより起こるとされている。

動悸とその種類

動悸の原因は不整脈であることが多い。重大な病気が隠れていることもある。

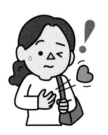

動悸ってどんな症状？

動悸とは
自分の心臓の動きを不快と感じること。
症状
- 鼓動を大きく感じる
- 脈が速く感じる
- 脈が飛ぶ感じがする　など

動悸の種類

生理的変化によるもの

- ストレス
- 激しい運動のあと
- 興奮したとき
- 眠れないとき
- 緊張したとき
- 発熱
- カフェイン摂取
- 飲酒　など

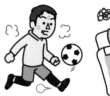

心臓の異常

- 不整脈
- 狭心症
- 心筋梗塞
- 心房細動
- 弁膜症
- 高血圧
- 心肥大
- 心不全
- 心筋症
- 心筋炎　など

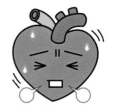

その他の異常

- 甲状腺機能亢進症
- 薬物の副作用によるもの
- 貧血
- 低血糖
- 褐色細胞腫
- 自律神経失調症
- ダンピング症候群
- アレルギー　など

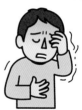

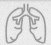

呼吸困難

POINT
● 呼吸困難にはさまざまな病気が隠れている
● 呼吸困難発作時は安楽な姿勢を整える
● 起坐呼吸を行うことで呼吸が楽になる

呼吸困難の原因は循環器だけではない

呼吸困難は主観的な症状であり、息苦しさや息切れなどの不快感や努力性呼吸を伴う自覚症状の総称です。そのため客観的な評価が難しいことがあります。

呼吸困難の原因は循環器だけでなく多岐にわたります。循環器での呼吸困難は、おもに狭心症（P.104、106参照）や心不全（P.110参照）などに多くみられます。狭心症では、疾患を引き起こす危険因子の1つに喫煙があるため、肺気腫による呼吸困難が前面に出ていることが考えられます。

循環器疾患のほかに考えておく必要があるのは呼吸器疾患です。おもに慢性閉塞性肺疾患（COPD）や気管支喘息、気胸などが考えられます。

呼吸困難があるときの姿勢

呼吸困難があるときは、横になるよりも座った姿勢（座位）をとります。座位になると横隔膜が下がるので、呼吸面積が増えて、横隔膜の圧迫を防ぐことができます。

循環器疾患に多い呼吸困難の1つには、うっ血性心不全が挙げられます。これは心臓のポンプ機能が弱くなることで、全身に血液を送り出せなくなってしまい、血液の滞留が起こる状態をいいます。

進行すると呼吸困難が起こるため、少しでも軽減できる姿勢を自然にとるようになります。このことを起坐呼吸といいます。起坐呼吸を行って心臓に戻ってくる血液量を減少させると、うっ血しにくくなり、呼吸困難が軽減します。

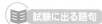

試験に出る語句

危険因子
疾患が発生する危険性を高める可能性のある因子。リスクファクターとも呼ぶ。直接的な疾患の原因ではなく、疾患との関係が疑われる因子の総称。

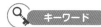

キーワード

努力性呼吸
呼吸をすることに労力を感じること。

肺気腫
慢性閉塞性肺疾患（COPD）の一種。肺の中の肺胞といわれるガス交換を行う部分が壊れてしまう病気。

慢性閉塞性肺疾患（COPD）
おもに、タバコを長年吸い続けてきたことにより、肺に炎症が起きた状態。

気胸
何らかの原因によって空気が肺から漏れ出し、肺が外気を取り込めなくなること。胸痛や呼吸困難などの症状を引き起こす。

呼吸困難を引き起こす疾患

呼吸困難

循環器疾患

心不全・弁膜症・先天性心疾患・虚血性心疾患

多くみられるのは、うっ血性心不全による呼吸困難である。うっ血性心不全とは心臓の機能低下によって血液の流れが滞ってしまう状態を指す。左心系が悪化すると全身に血液を送り出せなくなり、肺に水が溜まってガス交換を行えなくなる。その結果、労作性呼吸困難や発作性夜間呼吸困難、起坐呼吸などがみられるようになる。

循環器疾患以外

気管支喘息、肺気腫、肺梗塞、肺炎などの呼吸器疾患、貧血、心因性疾患など。

呼吸困難時の姿勢

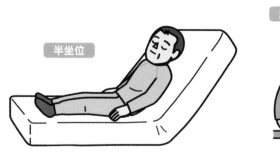

半坐位

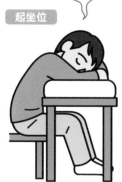

起坐位

心不全による呼吸困難時は、横になっていると（仰臥位）、肺に戻ってくる血液量が増えるため、肺に血液が溜まりやすくなってしまう。そのため半坐位・起坐位になることで、血液が下のほうへ流れるようになり呼吸が楽になる。また、横になると横隔膜が押し上げられ、肺が圧迫されて苦しくなる。体を起こした姿勢をとると横隔膜が下がり、呼吸困難を軽減できる。

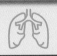

失神

POINT ▶
- 失神は一過性の意識消失である
- 数秒から数分で元の状態に戻る
- 失神の原因には大きく3つの分類がある

脳の血流量が一時的に低下することで起こる

　失神とは一時的に意識がなくなることです。その後、意識は数秒から、長くても数分以内に自然回復するといわれています。通常であれば交感神経の亢進によって血圧の調整が行われますが、何らかの原因でうまく調整できなかった場合、血圧低下が起こり失神してしまいます。

　失神では、おもに脳の血液量が一時的に低下することで意識の消失が生じます。その多くは、突然立ち上がったことにより起こります。心臓に戻る血液が減少し、心拍出量が低下してしまうのです。そして倒れると脳の血流量が増加して意識が回復するというしくみです。

失神の原因と分類

　失神を鑑別する際の分類には起立性失神、反射性（神経調節性）失神、心血管性失神の3つがあります。

　起立性失神は、立ち上がるときに血圧調整がうまく働かず血圧低下が起こります。原因は、出血や貧血、脱水などが考えられます。

　反射性失神は、排尿や排便時など特定の状況において起こる失神です。頸部や眼球の圧迫により迷走神経を刺激し、徐脈や血圧低下につながり失神する場合もあります。ほかにも長時間の立位や疲労、痛み、恐怖などが引き金となり失神を起こすこともあります。

　心血管性失神は、不整脈（P.116参照）や心筋梗塞（P.108参照）、弁膜症（P.138参照）、肺塞栓症など、緊急性が高く生命への危険を伴いやすい病気によって引き起こされます。

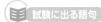

試験に出る語句

徐脈
不整脈の一種。洞徐脈、徐脈性不整脈とも呼ぶ。1分間あたりの脈拍数が50回以下の場合が該当する。一般成人の正常な脈拍数は1分間あたり60〜80回である。（P.76参照）。

キーワード

迷走神経
脳の延髄から出ており多数に枝分かれしている神経。おもに嚥下、声帯などの運動に関連している。

肺塞栓症
血液の塊や脂肪の塊、腫瘍細胞など、塞栓子と呼ばれるものが肺動脈に詰まり、血流が悪くなったり血管が閉塞してしまうこと。なかでも血の塊（血栓）が原因となって起こるものを肺血栓塞栓症（P.172参照）と呼ぶ。肺塞栓症の大半は肺血栓塞栓症とされている。

失神のおもな種類と原因

失神は一過性の意識消失によるものであり、数秒から数分で自然に回復することがほとんどである。失神鑑別の際のおもな分類は起立性失神、反射性失神、心血管性失神の3つだが、そのほかに脳血管性失神などもある。

[反射性（神経調節性）失神]

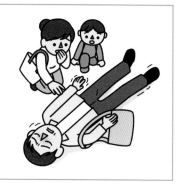

原因

自律神経の調節がうまく働かないことや、ストレス（痛みや緊張など）を誘因として迷走神経の働きが過剰になることで起こる。短時間で意識は回復する。

起こりやすいとき

- 立ち続けたとき
- 食後
- 排便、排尿のとき
- 頸部に圧迫を受けたとき
- 咳き込んだとき

[起立性失神]

原因

血圧調整がうまく働かずに血圧が下がる。いわゆる立ちくらみの状態を指す。消化管出血など循環血液量の低下が原因となる場合には注意が必要。

起こりやすいとき

- 立ち上がったとき

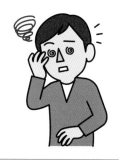

[心血管性失神]

原因

不整脈や虚血性心疾患、肺塞栓症など、心臓や血管の障害、病気が原因で起こる。命に関わるため注意が必要。

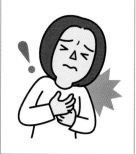

[脳血管性失神]

原因

血液を脳に送る血管に何らかの障害が起こると発症する。

てんかん、低血糖、過換気症候群などで起こる意識障害は、脳の血圧変化などを伴わないため失神には含まれない。また、反射性失神は若年者に多く、予後は良好であるとされる。

51

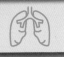

浮腫(むくみ)

POINT
- 間質液が過剰に増加することにより浮腫が起こる
- 全身性浮腫、限局性浮腫がある
- 浮腫になる原因はおもに4種類ある

浮腫は間質液が過剰に増えた状態をいう

　一般的に、浮腫はむくみとして知られています。浮腫とは、間質液（組織間液）が過剰に増えた状態をいいます。よく長時間の立ち仕事のあとに、足のすねを圧迫してみると、その痕がなかなか戻らないことがあると思います。これは、静脈内にある血液が停滞（うっ滞）し、血管内の水分が漏れ出すことによって浮腫が生じている状態です。浮腫は一過性であり、問題ないことがほとんどですが、加齢や薬剤の影響、病気によって起こるなど、その原因はさまざまです。全身に出る全身性浮腫と、限局して左右差を伴った状態で生じる局所性浮腫があります。

浮腫の原因と要因

　浮腫になる原因は、静脈圧の上昇、浸透圧の低下、血管透過性の亢進、リンパ管の閉塞の4つが挙げられます。

　循環器疾患においてとくに多いとされる原因は静脈圧の上昇です。また、浸透圧が低下すると血液の栄養（アルブミン）が少なくなり、水分を保つための力が低下します。すると血管内に水分をとどめておくことが難しくなり、血管外に水分、塩分が増えて浮腫が起こります。血管透過性の亢進とは、血管と血管外の物質が出入りすることです。何らかの原因で血管が血液を保っておくことができなくなり、血管外に水分が出てしまうことで浮腫が起こります。リンパ管の閉塞では、放射線治療などによってリンパの流れが低下することで、間質液が増加してリンパ浮腫が起こります。

 試験に出る語句

間質液
血管の外にあり、細胞を浸している液体のこと。

 キーワード

放射線治療
放射線を体外あるいは体内から患部に照射する治療法。手術、抗がん剤治療と同様に、がんに対するおもな治療法の1つ。副作用の1つに、リンパの流れの低下がある。

メモ

静脈圧の上昇
血管内の水分が多くなりすぎたり、静脈が滞ってしまったりすることで血管内に圧がかかり、染み出た水分が増加して起こる。

浮腫のメカニズム

浮腫ってどんな症状？

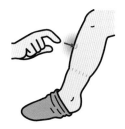

浮腫とは
間質液が過剰に増えた状態。静脈を流れる血液が停滞することで血管内の水分が漏れ出して起こる。

症状
- 指で強く押すと、そのあとしばらく指の痕が消えない
- 靴下を脱いでもゴムの痕がなくならない

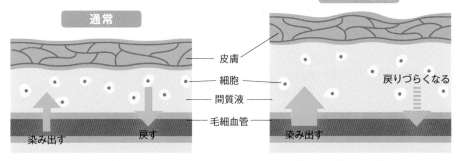

通常

むくんだ状態

皮膚
細胞
間質液
毛細血管

戻りづらくなる

染み出す　　戻す

染み出す

正常に水分のやり取りが行われている状態。

血液の流れが滞り、毛細血管から染み出す水分量が増えてしまう状態。

浮腫の分類とその原因

浮腫の分類	原因
静脈圧の上昇	静脈圧の上昇によって組織の間に水分が流入する
浸透圧の低下	水分をとどめておくことが難しくなり、血管外へ水分が流入する
血管透過性の亢進	何らかの病気によって、血管が血液を保っておくことが難しくなり、血管の外に水分が出てしまうことで浮腫が起こる
リンパ管の閉塞	手術によってリンパ節を切除したり、放射線治療によってリンパの流れが停滞することによって起こる浮腫

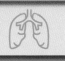

チアノーゼ

POINT ▶
- チアノーゼは還元ヘモグロビンが増加して起こる
- 皮膚や粘膜が青紫になるのは還元ヘモグロビンの色によるもの
- チアノーゼには中枢性と末梢性がある

チアノーゼは血液の色で青紫色に見えている

チアノーゼは血液中の酸素が不足することで、唇や指先、皮膚が青紫色の状態になることを指します。これは赤血球の成分であるヘモグロビン量の変化によって起こります。通常、ヘモグロビンは酸素と結びつきながら全身に酸素を送り届けています（酸化ヘモグロビン）。

血液が赤く見えるのは酸化ヘモグロビンの色素によるものです。酸素を多く含む動脈血は酸化ヘモグロビンの割合が高くなるため鮮やかな赤色に見えます。

逆に酸素の少ない静脈血は還元ヘモグロビンの割合が高いです。還元ヘモグロビンを含んでいる血液は黒みがかった赤色をしているので、採血の際に採取された静脈血は赤黒く見えます。

チアノーゼでは、還元ヘモグロビンが増加した血液が多く流れるため、皮膚が青紫色に見えるのです。

チアノーゼの原因には中枢性と末梢性がある

チアノーゼには、中枢性チアノーゼと末梢性チアノーゼがあります。中枢性チアノーゼは肺の障害や心臓の病気によって引き起こされます。心臓から全身に血液が流れるときには、すでに酸素を運んでいない還元ヘモグロビンが多く供給されるため、全身の皮膚や粘膜にチアノーゼが出現します。末梢性チアノーゼでは、心臓から全身に血液が送り出された時点では正常であり、問題はありません。しかし、手の先や足の先などの末梢に血流障害があることで、血液が末梢に届くまでに酸素が消費されて起こります。

試験に出る語句

ヘモグロビン
すべての脊椎動物の血液中にみられる赤血球の中にあるタンパク質のこと。おもに鉄を含むヘムとタンパク質でできているグロビンからなる。酸素分子と結合する性質があり、全身に酸素を運ぶ役割をもつ。

キーワード

酸化ヘモグロビン
酸素と結合しているヘモグロビンのこと。

還元ヘモグロビン
酸素と結合していないヘモグロビンのこと。

血流障害
血液の流れに障害が生じている状態を指す。血管壁が硬くなったり、血管が細くなることで血流が滞ったりするなど、何らかの原因によって生じる。

中枢性チアノーゼと末梢性チアノーゼ

チアノーゼは原因によって大きく2つに分けられる。

	中枢性チアノーゼ	末梢性チアノーゼ
病態	大動脈	酸素が消費される / 末梢動脈 / 大動脈 / 左心室
	大動脈に左心系から血液が送り出されるときにはすでに還元ヘモグロビンが多くなっている状態。	心臓から血液が送り出された時点では正常。末梢循環の障害によって酸素が早い段階で消費されてしまい、酸素不足に陥った状態。
原因	〈心臓〉 先天性心疾患 〈肺〉 肺胞の換気量の低下 換気血流不均等 血流の量と、1つひとつの肺胞の換気量の比率が、正常値と異なる状態。換気量が増えたり減ったりする。 肺機能障害	〈心臓〉 心不全などを原因とした心拍出量の低下 〈血液のうっ滞〉 動脈や静脈の閉塞を原因とする。 閉塞性動脈硬化症 表在性血栓静脈炎 下肢静脈瘤 〈末梢血管の収縮〉 寒冷曝露を原因とする。 〈Raynaud症候群〉
チアノーゼが出る部位	全身の粘膜や皮膚　口腔の粘膜	手足の末端や顔面（口腔粘膜には発生しない）

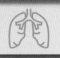

ショック

POINT ▶
- ショックは死に直面した状態である
- 血圧の急激な低下や意識消失が起こる
- ショックは大きく4つに分類される

ショックは生命の危険を伴う

ショックとは、何らかの原因によって全身の臓器や組織に血液が行き渡らなくなり、急激な血圧の低下や意識消失が起きた状態をいいます。ショックが起こると、皮膚は青白く冷たくなり、呼吸困難、血圧低下、脈拍が速くなるなどの症状がみられます。いずれも生命の危機に至ることがあるため、迅速かつ適切な治療が求められます。

ショックは、循環血液量減少性ショック、心原性ショック、心外閉塞・拘束性ショック、血液分布異常性ショックの4つに分類されます。

循環血液量減少性ショックは全身に循環する血液量が減ることで起こります。その代表例が出血性ショックです。けがによる大量出血や脱水、熱傷（やけど）によって体内の血液量が低下しショックを引き起こします。

心原性ショックは心筋梗塞（P.108参照）や不整脈（P.116参照）などの病気によって心臓のポンプ機能が低下し、心拍出量が減少することで起こります。

心外閉塞・拘束性ショックは心タンポナーデ（P.150参照）によって心膜腔に水分や血液が貯留し、心膜腔内圧が上昇したり、肺血栓塞栓症（P.172参照）によって肺動脈が閉塞または狭窄し、右心室の後負荷が増大して左心室が拡張できなくなったりすることで心拍出量が減少して起こります。

血液分布異常性ショックは、何らかの原因によって末梢血管が拡張し、血管の抵抗が減少することで起こるショックです。敗血症性ショック、神経原性ショック、アナフィラキシーショックが該当します。

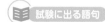

ショックの種類

ショックは原因によって下記の4つに分類される。

種類		発生原因
循環血液量減少性ショック		全身に循環する血液量が減ると起こるショック
心原性ショック		心筋梗塞や不整脈、弁膜症などの病気によって心拍出量が低下すると起こるショック
心外閉塞・拘束性ショック		心膜腔内圧の上昇や左心室拡張機能不全によって心拍出量が低下すると起こるショック
血液分布異常性ショック	敗血症性ショック	感染、手術、外傷などで全身に炎症が起こり、血管が拡張して発生するショック
	神経原性ショック	脊髄が傷つくことで自律神経の反射に異常が起こり、血管が拡張して起こるショック
	アナフィラキシーショック	薬剤、ハチ、食物などのアレルギーによって起こるショック

ショックの5徴候

1 蒼白 (pallor)

交感神経により末梢の血管が収縮することで起こる

2 虚脱 (prostration)

ぐったりした状態である

3 脈拍触知不能 (pulselessness)

脈が弱く微弱である

4 冷汗 (perspiration)

四肢の冷汗や湿潤がある

5 呼吸不全 (pulmonary insufficiency)

十分な呼吸が行えない

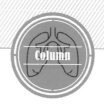

脈が速くなるのはどんなとき？

　心臓は、収縮と拡張を繰り返しながら全身に血液を送り届けている生体の
ポンプです。心臓は1分間に約70回拍動を行っています。心臓が収縮して
血液が動脈に送り出されると、動脈に圧がかかって血管が膨らみます。これ
が脈拍となり、心臓が収縮するたびに動脈の触知ができます。心臓の拍動と
ともに脈拍が行われているので、心拍数と脈拍は一致します。これが拍動の
しくみです。

　この心臓の収縮は、自律神経によって調整されています。自律神経には交
感神経と副交感神経がありますが、交感神経は日中の活動に関わる神経で、
副交感神経は夜の活動に関わる神経といわれています。そのため交感神経が
活発になると心臓の拍動数が増えます。

　一方で副交感神経が活発になると拍動数は減少します。緊張したり、興奮
したりすることで脈拍が速くなることがありますが、これは交感神経の活動
によるものです。

　また、運動を行うと脈拍が速くなります。運動では筋肉の酸素を消費する
ので、血液の中にある酸素も不足します。酸素不足となった体の情報は脳に
伝達され、交感神経にも伝わります。すると、不足した酸素を補うために心
臓はたくさんの血液を送り出そうと拍動を速くするのです。

　運動中に心拍数が上がるのは、筋肉にたくさんの酸素を含んだ血液を送ろ
うと心臓の拍動数が増加し、それと連動して脈拍が速くなるからです。

　脈拍が触れる部分は、こめかみ、頸部、手首、鼠径部、膝の後ろ、足背な
どがあり、これらの部位は皮膚の表面近くに動脈が流れています。

　脈拍は運動時以外でも入浴や食事、ストレスによっても増加します。この
ような生理的変化のほかにも、発熱や貧血、心臓の病気などによっても脈拍
数は増加し速くなります。

第 **4** 章

循環器の
フィジカルアセスメント

問診

POINT
- 会話を通して情報を得る方法
- 具体的かつ正確な情報を短時間で把握する
- 言語を用いない非言語的コミュニケーションも行う

問診の基本

問診とは、会話から情報を得る方法です。会話を通して、患者さんが最も強く訴える症状（主訴）を聞きながら、既往歴、家族歴、生活背景といった情報を得ていきます。

一般的な問診の基本項目は氏名、住所、電話番号、職業などの基本的なものから、現在の病気を知る現病歴、今までにかかった病気を知る既往歴、家族の構成を知る家族歴、喫煙、飲酒、運動など日常生活を知る生活歴などがあります。これらは、あらかじめ問診票に記載してもらうことで、診察をスムーズに行うことができます。

短時間で効果的に質問する

問診時には、具体的で正確な情報を短時間で把握する必要があります。そのために行われるのが、開かれた質問と閉ざされた質問、そして傾聴です。開かれた質問では、「どうされましたか？」という問いに対して、自由に発言することができるので、感情や経緯を知るために有効です。一方で、閉ざされた質問では「頭が痛いですか？」という問いに対して「はい」「いいえ」で返答することになるので、より具体的な問いを投げかければ、短時間で進めることができます。また、傾聴を取り入れながら問診すれば患者さんは安心して話ができます。

ほかにも、表情や感情、視線、体の動きなどからも様子を読み取ります。このように会話や文字以外の方法を用いたコミュニケーションを非言語的コミュニケーションといい、言葉以上に本心が表れやすいといわれています。

基本的な問診の内容

問診は会話だけでなく、表情や感情、しぐさなどからも読み取ることができる。

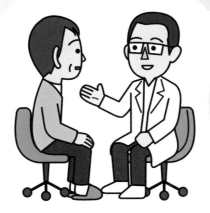

既往歴
今までかかったことのある病気、治療など

家族歴
家族構成、家族の年齢や健康状態、役割、関係性など

主訴・現病歴
発病から現在までの症状や、その変化について。また、症状の対処行動など

基本情報
氏名、住所、電話番号（緊急連絡先）、性別、生年月日、職業

生活歴
飲酒、喫煙、睡眠、運動、食事、趣味、職業、ストレスなど

問診は患者さんとの会話から症状に対しての訴えや既往歴、家族、生活背景などの情報を得る方法。問診をスムーズに行うためにあらかじめ患者さんには問診票を記入してもらうことがある。症状の訴えがある場合は、症状のある部位、程度、経過、発症した状況、症状に影響している要因、症状に伴うほかの症状など具体的な質問を行い、緊急性を判断した上で、その後の診察につなげる。

---

column 病院の受診時に気をつけたいこと

患者として診察や検査を目的に受診する際はスムーズに診察が進むように、また正しい診断を受けられるように服装や身だしなみを整えておきます。女性の場合は聴診や打診などの診察・検査に対応できるように着脱しやすい服装が望ましいです。締めつけの強い下着も避けます。化粧についても、顔色を観察するためなるべく薄くし、アクセサリー類も検査のある場合（レントゲン撮影、MRI、CTなど）は紛失しないように注意します。

視診

POINT
- 視覚から入ってくる情報を観察する
- 視覚以外にも聴覚、嗅覚をフルに活用する
- 血液循環量を評価する方法

視覚からの情報で異常の早期発見につなげる

視診は視覚から情報を得る方法です。体の形態や機能を観察し、全身状態や、各部位に異常がないかどうかを確認します。その際、体の各部位の大きさ、形、色、位置を見て、左右対称であるかどうかといったことに留意します。

また、体の形態や機能の観察だけでなく、表情、顔色、身なり、清潔さ、姿勢、体臭の確認なども行います。目で見える範囲の確認だけでなく、声のトーンや話し方、聴覚の異常も観察する必要があるのです。場合によっては、ライトやルーペなどの器具も使用することがあります。

循環器で行われる視診

循環器での視診として、チアノーゼの有無を観察することがあります。チアノーゼとは、血液の酸素不足が原因で皮膚や粘膜が青みがかった紫色になることです。中枢性と末梢性の2種類があり（P.54参照）、症状が全身、または指先や足先などの末梢に現れているかどうかを確認します。

末梢の血液量を評価する方法として、爪床圧迫テスト（ブランチテスト）があります。このテストは末梢まで血液量が十分に足りているかを評価する方法です。ショックの評価としても用いられます。また、頸静脈も観察します。頸静脈には弁がなく右心房につながっているため、うっ血性心不全による右心房圧の上昇や、大動脈解離（P.162参照）による上大静脈の圧迫で怒張します。仰臥位の状態から、ベッドを45度に上げても怒張が消えない場合は右心不全を起こしている可能性があります。

キーワード

うっ血性心不全
心臓のポンプ機能低下により肺などに十分な血液を送れず、血液の滞留（うっ血）が起こった状態。呼吸困難や倦怠感、浮腫が生じる。

怒張
血管などが膨らむことを指す。何らかの原因で血液が正しく循環しなくなると、血管が張って膨らむ。

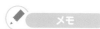

メモ

表情
表情や身なり、清潔さを観察することで、意識状態や認知機能のアセスメントにもつなげられる。

基本的な視診の内容

視診は視覚から情報を得る方法。さまざまな感覚を用いながら状態を把握する。

全身	顔	身なり	その他
体型、姿勢、皮膚、体臭、栄養状態など	顔色、表情など	清潔さ、衣類の状態、化粧の状態、装具装着の有無など	精神状態、認知機能、意識状態、言語機能など

循環器での視診

意識レベル	ショック	チアノーゼ（分類）
スケール（P.81参照）を用い、時間を追いながら計測する。	顔面蒼白や冷汗、呼吸不全、虚脱、動脈触知不能、頻脈、乏尿などがみられないか。	口唇や爪床が蒼白でないか、顔面蒼白、ばち指はみられないか。

浮腫（分類）	頸静脈怒張（原因）	呼吸状態
全身、顔面、眼瞼、下肢などに浮腫がみられないか。	頸静脈の怒張の有無で、右心房の血行動態がわかるため。	肩呼吸、起坐呼吸、労作時の息切れ、頻呼吸、喘鳴、発作性夜間呼吸困難など。

爪床圧迫テスト（ブランチテスト）

1 人差し指の爪を上下からつまみ、強く圧迫する（5秒間）

2 つまんでいた指を離す。2秒以内に爪の色が戻れば正常

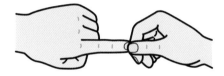 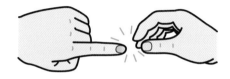

爪床は爪の下の赤みがかっている部分のこと。毛細血管が透けて見えているため赤く見える。このテストは末梢の血液循環が良好であるかどうかを判断するときに用いられる。

触診

POINT ▶
● 体の各部位に直接触れる方法
● 使う手の部位によって感じ方が異なる
● 左右差を観察する

触れることで体表面と内部の情報を把握する

触診では直接体に触れるため、皮膚の表面や体の内部の状態を知ることができます。皮膚の性状や温度、脈拍、臓器の形状、痛みや触覚の有無などがわかります。

循環器系の触診ではおもに脈拍触知や皮膚の温度を観察します。触診は手で行いますが、使う手の部位によって感覚に違いがあります。そのため、必要な情報に対して部位を使い分けながら触診を行っていきます。

脈拍触知と皮膚温で循環動態を知る

触診として最も用いられるのが脈拍触知です。脈拍触知とは、心臓から動脈に血液が送り出されるときの拍動を指先で触知することをいいます。

動脈の拍動は通常、手首付近にある橈骨動脈で行いますが、緊急な場面では、首の動脈である頸動脈を触知して脈拍の確認を行います。その場合、強く圧迫しすぎると血圧の低下や徐脈を引き起こし、失神することがあるので注意が必要です。

脈拍に触れるときは、示指（人差し指）、中指、環指（薬指）の3本を使い、動脈が触れる部位に軽くあてる程度で実施します。脈拍に左右差がみられた場合は、血管の狭窄や閉塞が疑われます。

また、皮膚の温度の確認も行います。その場合、温度感覚に優れている手背側を用い、体の末梢から中枢に向かって手を滑らせるように触診します。直接皮膚に触れる場合は、事前に手を温めておきましょう。

キーワード

脈拍触知
心臓から動脈に血液が送り出されるときの拍動を、指先で脈に触れることで観察すること。脈拍が触れる部位は体の表面近くに走行している動脈で触知できる。おもに頸動脈、橈骨動脈、上腕動脈、大腿動脈、足背動脈がある。

橈骨動脈
脈拍を触知する部位として最も用いられる。橈骨動脈は手首の親指側を走行している動脈。

頸動脈
頸動脈は頸部（首）の左右を走行している。喉仏といわれる甲状軟骨の部位よりやや低い部位に位置する。頸動脈には心臓の左心室から送り出された血液が大動脈を介して流れる。そのため、生命危機にある緊急時に触診することが多い。

メモ

左右差
脈拍に左右差があるときは血行障害が疑われる。左右差は橈骨動脈など脈が触れやすい部位で確認する。左右に違いがある場合は血圧を測る。左右で20mmHg以上の差があるときは血行障害があるといえる。

触診で使用する部位

手は部位によって感覚に違いがある。そのため、必要な情報に対して手の部位を使い分けながら触診を行う。

[指先]

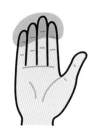

指先は触覚が最も敏感なため、繊細な動きを感じ取りたいときに使う。脈拍触知だけでなく、臓器や腫瘤といった組織の性状や可動性を診る。

[指の付け根・尺骨側表面]

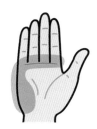

骨は振動を敏感に感じ取れる。指の付け根や尺骨側の表面は筋肉が薄く、骨に振動が響きやすい。振戦や音声振盪などを診る。

[手背]

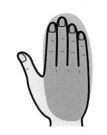

手背は皮膚温度が低い。そのため触れたものの温冷を感じやすい。皮膚温度の確認をする際に使う。

[脈拍触知]

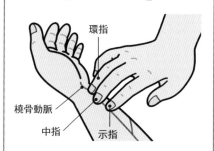

環指

橈骨動脈

中指

示指

脈拍を触知する際は、まずは手を温め、示指、中指、環指の3本の指を軽くあてる。リズムや強さ、回数、左右差などを触知し観察する。

[皮膚温度の触診]

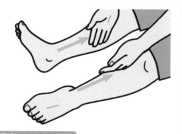

観察のポイント

● 冷感はあるか　● 左右に差がみられるか

評価

● 冷感があれば循環障害を疑う
● 左右差がある場合は、冷感のあるほうに動脈閉塞や狭窄の可能性がある
● 左右差がない場合は、心不全やショックの可能性がある

聴診

POINT
● 体の中から発せられた音から異常を発見する
● 心雑音の有無を聴く
● 聴診部位にはおもに4つの領域がある

心臓の音に異常がないか聴く

　聴診では、聴診器を用いて体の内部の音を聴き取ります。体の中から発せられる音を聴き分けながら、心臓の状態などを推測する方法です。

　循環器系の聴診では、心臓の音（心音）を聴いたり、心雑音の有無がないかを聴き分けたりします。心臓から出る音は、弁が閉じたり、閉じた弁に血流がぶつかったりすることで起こる音です。心音の聴診では、リズム、Ⅰ音、Ⅱ音、過剰心音や心雑音の有無などを聴きます。

　心雑音とは、何らかの病気によって心臓の弁が狭くなったり、閉まらなくなったりすることで血流が乱れ、血管の壁が振動して生じる「ザー」という雑音です。

聴診部位を知る

　心音を聴診するときは、大動脈弁領域、肺動脈弁領域、三尖弁領域、僧帽弁領域という4つの領域を聴きます。

　心臓から血液が送り出されるためには、心房と心室の間の房室弁（僧帽弁と三尖弁）と、心室と動脈の間の動脈弁（大動脈弁と肺動脈弁）が開閉する必要があります。心房が収縮して血液が心室を満たすと、房室弁が閉じ、それに伴って心室が収縮を始めます。心音のⅠ音は、この弁が閉じる音です。左心室は心筋量が多いので、Ⅰ音は大きく聴こえます。心室が収縮して血液を動脈に送り出すと、今度は動脈弁が閉鎖されます。これが心音のⅡ音です。

　衣服の上から胸部の聴診を行うと、衣服の擦れた音によって聴こえが悪くなることがあるので注意します。

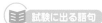
試験に出る語句

Ⅰ音
僧帽弁と三尖弁が閉じるときに生じる音。「ド」と聴こえる。

Ⅱ音
大動脈弁と肺動脈弁が閉じるときに生じる音。「トン」と聴こえる。

メモ

心雑音
弁閉鎖不全症の場合、弁が閉まらないことで血液の逆流が生じ、心雑音が聴こえる。また、狭窄症の場合は、弁が完全に開かず狭いところを血液が通るため心雑音が聴こえる。心雑音のアセスメントにはLevine分類を用いることが多い。

心音の聴取領域

心臓の聴診は下記の4領域をおもに聴取する。その際、患者さんは仰臥位か座位の姿勢をとってもらう。

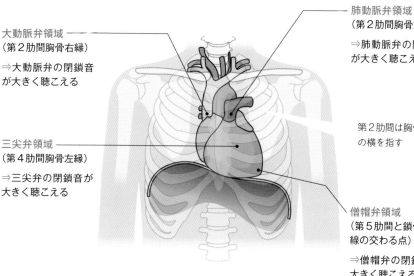

大動脈弁領域
（第2肋間胸骨右縁）

⇒大動脈弁の閉鎖音
が大きく聴こえる

肺動脈弁領域
（第2肋間胸骨左縁）

⇒肺動脈弁の閉鎖音
が大きく聴こえる

第2肋間は胸骨角
の横を指す

三尖弁領域
（第4肋間胸骨左縁）

⇒三尖弁の閉鎖音が
大きく聴こえる

僧帽弁領域
（第5肋間と鎖骨中央
線の交わる点）

⇒僧帽弁の閉鎖音が
大きく聴こえる

聴診器の構造

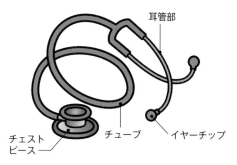

耳管部

チェスト
ピース

チューブ

イヤーチップ

聴診器は、耳管部、チューブ、チェストピースの3つからなる。チューブの長さには違いがある。また、チューブが太く硬い聴診器は音がよく伝わる。

チェストピースの型

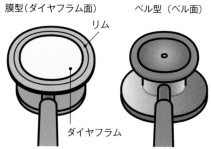

膜型（ダイヤフラム面）

リム

ベル型（ベル面）

ダイヤフラム

チェストピースには膜型、ベル型の2種類がある。膜型は高音の聴取に適しており、ベル型は低音の聴取に適している。大半は膜型で聴取することができる。

バイタルサイン

POINT
- 生命活動が正しく行われているかを観察する
- 長期的な観察で普段の数値を知る
- 時間帯や活動によって変動がある

生命徴候の異変が反映される

バイタルサインは生命徴候ともいいます。人が生きていくためには、呼吸を行い、血液を循環させるなどして生命活動を維持する必要があります。その活動が正しく行われているかどうかを判断できるのがバイタルサインです。

その指標となるものには体温、脈拍、血圧、呼吸があり、体に異変があると、すぐに反映されます。バイタルサインの測定にはそれぞれ基準値があるので、範囲内にあるかないかを見て、正常、異常を確認することが重要です。

測定の際、単に測定数値と基準範囲だけを比べるのではなく、長期的に観察して普段の数値を知ることも大切になります。

生理的な変動によって測定数値に誤差が生じる

バイタルサインは活動や時間帯によって変動することがあるため、測定は毎日決まった時間に行います。食後、運動後、入浴後などは体温や心拍数が変化するので避けます。

バイタルサインの測定順にはっきりとしたルールはありませんが、通常は、①体温、②脈拍、③呼吸、④血圧の順序で行います。

しかし、緊急の場合は個々の状態や症状に合わせたバイタルサイン測定を行います。状況に応じて脈拍から確認を行ったり、乳幼児では侵襲性の低いものから測定していくため呼吸から観察したりすることもあります。

このほかにも、意識を確認したり、病状に合わせた観察を行ったりする場合もあります。

キーワード

侵襲性
体に物理的な負担や影響を及ぼす可能性のこと。病気やけがといった疾病だけでなく、手術などの体を傷つけること全般を意味する。

メモ

基準値
バイタルサインの基準値はおもに以下とされている。
・体温：36℃台
・脈拍：60〜80回/分、頻脈は100回/分以上、徐脈は50回/分以下
・血圧：120〜139mmHg /80〜89mmHg（最高血圧/最低血圧）
・呼吸：12〜20回/分
ただし、高齢者の場合や疾患の有無によって注意すべき点があるため、あくまでも目安とすること。

バイタルサインとは

バイタルサインは生命活動が正しく行われているかを観察し、判断すること。おもに体温、脈拍、血圧、呼吸のことを指す。

体温

<基準値>
● 36℃台

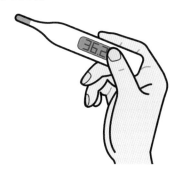

熱の放散と産生が正しく行われ、平均値から外れていないかを確認する。

脈拍

<基準値>
● 60～80回／分

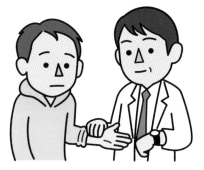

心臓のリズムを確認し、不整脈などが出現していないかどうかを診る。

血圧

<基準値>
● 120～139mmHg ／ 80～89mmHg
　（最高血圧／最低血圧）

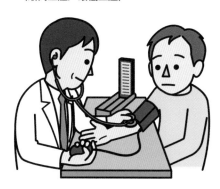

血管にかかる圧力を測定し、血液の循環が適切かどうかを確認する。

呼吸

<基準値>
● 12～20回／分

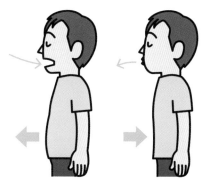

体外から体内に酸素が十分に取り込めているかどうかを確認する。

体温

POINT
● 体温が保たれているかを確認する
● おもな体温測定部位は「鼓膜」「口腔」「腋窩」「直腸」
● 測定部位に正しく体温計をあてることが大切

体温には生理的な変動がある

体温は食事や運動などの影響を受け、基準値の範囲内で変動します。そのため、測定する際には体温が変動しやすい時間帯にも注意が必要です。通常の体温は36.0～37.0℃ですが、何らかの病気や環境によって高体温になったり、低体温になったりすることがあります。

高体温は発熱とうつ熱に分けられます。発熱はおもに病気によって引き起こされるものが多く、うつ熱は熱中症など、高温の環境下にいた場合に、体に熱が蓄積することで起こります。

一方、低体温は寒冷な環境下にいることで、体温が下がったり、栄養状態が悪かったりすることで起こります。一般的に低体温は35℃以下といわれています。

体温の測定部位はおもに4種類

体温の測定部位は鼓膜、口腔、腋窩、直腸と大きく4種類に分けられます。

腋窩（わきの下）は、ほかの測定部位に比べて簡易かつ安全に行えるため、一般的によく用いられています。腋窩は汗をかいていると体温が低く出てしまうので、乾いたタオルで汗を拭き取ってから体温計をしっかり挟みます。その際、腋窩の中央部にしっかり体温計を挟まないと測定に誤差が生じてしまうため、斜め30°～45°ほどの角度で挿入し、腋窩動脈が走行している中央部に軽くあてます。

現在主流になりつつある非接触体温計は、額の表面から放射される赤外線量を測定しています。

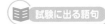

試験に出る語句

低体温
核心温度が35℃以下に低下した状態を指し、直腸温が35℃以下の状態を低体温症という。軽度であれば体を温めることで回復するが、中等度で意識障害がある場合は誤嚥の危険もあるため経口摂取は避ける。重度の場合は、呼吸数や心拍数も低下するため、気道の確保が必要になる。

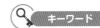

キーワード

うつ熱
通常、発熱は感染症やアレルギー反応などが原因で起こり、原因となるものを体の中から排除して体を正常な状態に戻そうとする働きを指す。一方、うつ熱は異常な気温の高さなどといった外的因子が原因となり生じる発熱を指す。

体温測定の方法

わきを開いて、体温計を上腕の前下方から30°〜45°くらいの角度で挿入する。わきの中央部にあたるように挟み、測定を行う。

① 下から押し上げるようにしてわきを締める

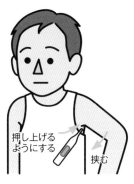

押し上げるようにする

挟む

② 体温計がわきと密着するように腕を反対の手で軽く押さえる

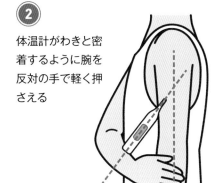

30°〜45°

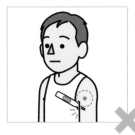

上から挿し込むと、わきの中央部にうまくあたらない。

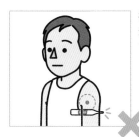

横から挿し込むと先端が反対側に出てしまう。

---

column そもそも体温ってなに？

　人間は恒温動物のため、通常、環境が変化しても体温を維持できます。食べ物から栄養を吸収し、肝臓や筋肉によってエネルギーとして代謝することで熱を生み出します。この熱は血液によって全身に運ばれ、皮膚から体の外に向かって放散されています。また、体温を保っているのは脳の視床下部と呼ばれる部分で、体温調節中枢とも呼ばれています。視床下部からの司令により、熱の生産と放散をバランスよく調整するために筋肉を震えさせたり、皮膚の血流量や汗の量を変化させたりしています。

呼吸数

POINT
- 数だけでなく、リズムや深さも観察する
- 測定の際は患者さんに意識させないように実施する
- 正常を知って異常を知ることが大切

呼吸の測定は意識させないようにする

呼吸とは、生命活動に必要な酸素を体の中に取り込み、体内で消費してから二酸化炭素として吐き出すことをいいます。

通常、呼吸は1分間に12～20回行われるのが正常とされています。この数値から大幅に逸脱している場合は、何らかの異常があることが考えられます。

呼吸観察は、患者さんに意識させず、リラックスした状態で行うことが大切です。脈拍を測定しながら胸部の動きを見て、呼吸数などの観察も同時に行います。

また、呼吸は数だけでなく、深さやリズム、音などを観察することも大切です。苦しそうな表情やチアノーゼの有無、倦怠感なども一緒に観察するようにしましょう。

呼吸数の異常と呼吸の深さを知る

呼吸の異常には、さまざまな病気が関連していると考えられます。例えば、呼吸回数が1分間に21回以上になることを頻呼吸といいます。これは発熱や呼吸器などに病気があると起こります。

一方、呼吸数が1分間に12回以下になることを徐呼吸といいます。おもに、睡眠に関わる薬剤や麻酔薬の影響などによって起こることがあります。

呼吸の深さには、多呼吸、少呼吸、無呼吸があります。多呼吸では過換気症候群でみられることが多くありますが、精神的な不安や極度の緊張によって起こるので、意識的にゆっくり呼吸することで症状は治まります。

メモ

頻呼吸
呼吸数が増加すること。リズムは規則的である。

徐呼吸
呼吸数が減少すること。リズムは規則的である。

多呼吸
呼吸数が増加し、深さも深くなる。

少呼吸
呼吸数が減少し、深さも浅くなる。換気量が低下した状態で、死亡直前など重篤な状態のときにみられる。

無呼吸
呼吸が一時停止すること。10秒以上呼吸が停止した状態を指す。無呼吸症候群などでみられる。

呼吸の正常と異常について

呼吸の異常は下記のように分類される。

	種類	呼吸の型	呼吸数と特徴	発生時
正常	正常呼吸		【呼吸数】1分間に 12 ～ 20 回	—
数から見た異常	頻呼吸		【呼吸数】1分間に 25 回以上 【特徴】呼吸数が増える	発熱、興奮
数から見た異常	徐呼吸		【呼吸数】1分間に 12 回以下 【特徴】呼吸数が減る	脳圧亢進、気管支の閉塞
深さから見た異常	過呼吸		【呼吸数】変化しない 【特徴】呼吸1回の換気量が増えて深くなる	甲状腺機能亢進症、貧血
深さから見た異常	減呼吸		【呼吸数】変化しない 【特徴】呼吸1回の換気量が減って浅くなる	呼吸筋の機能低下
深さと回数から見た異常	多呼吸		【呼吸数】1分間に 20 回以上 【特徴】呼吸数も増え、深い呼吸になる	運動、二酸化炭素の蓄積、神経症
深さと回数から見た異常	少呼吸		【呼吸数】1分間に 12 回以下 【特徴】呼吸数が減り、浅い呼吸になる	呼吸が停止する直前
深さと回数から見た異常	クスマウル呼吸		【呼吸数】1分間に 20 回以上 【特徴】大きな呼吸が続く	糖尿病性昏睡、尿毒症性昏睡
周期から見た異常	チェーン・ストークス呼吸		【特徴】深さと数が増す→減る→無呼吸になることを繰り返す	心疾患、尿毒症、脳出血
周期から見た異常	ビオー呼吸		【特徴】浅い呼吸が続く→無呼吸になることを繰り返す	髄膜炎

SpO₂(酸素飽和度)

POINT
● 体の中の酸素飽和度を容易に知ることができる
● 赤血球中のヘモグロビンが酸素と結びついている割合のこと
● 指先の冷え、体動などに注意する

酸素飽和度で体の中の酸素量を知る

　SpO₂は、体の中にある酸素飽和度を測定した際の数値を表したものです。

　赤血球中にあるヘモグロビンが酸素と結合している割合を表し、正常値は95〜100％になります。測定する器具をパルスオキシメーターといいます。指先に測定用のセンサーを装着し、2種類の光（赤色光と赤外光）をあてます。酸素と結合しているヘモグロビンと、酸素と結合していないヘモグロビンの比率を光の透過性から測定しています。そのため、常に体の中の酸素濃度を簡便に測定することができます。

SpO₂を正確に測定するために必要なこと

　パルスオキシメーターは脈拍数を同時に測ることができ、酸素飽和度と一緒に表示されます。

　測定時にとくに留意すべき点は、体動や指先の冷え、末梢の血流低下、マニキュアの有無です。体動で光の透過性にずれが生じたり、血流が十分でなかったり、マニキュアなど光を邪魔するものがあったりすると、正しい数値が得られないことがあるので注意が必要です。

　指先が冷えている場合は、指先を温めたり、血流のよい指先に変更したりすることがあります。そのため測定時の環境や状態によって値に誤差が生じることがあります。

　また、装着後すぐの測定値ではなく、数秒〜数十秒後の数値を読み取ることが大切です。

試験に出る語句

酸素飽和度
血中に含まれる酸素の量
のこと。「％」で表す。

キーワード

パルスオキシメーター
検知器を指先や耳たぶなどに装着することで、脈拍数と酸素飽和度を計れる医療機器。指先が冷えて爪が白っぽくなっていたり、マニキュアをしていたり、爪が変形していたりすると計測できない場合もある。

パルスオキシメーターのしくみ

パルスオキシメーターは血液中の酸素飽和度を測定することができる。

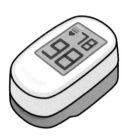

指先に挟むだけで済み、採血をする必要がない。また、酸素飽和度と同時に心拍数も測ることができる。装着部分をプローブと呼ぶ。

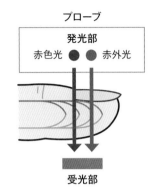

プローブ

発光部
赤色光 ● ● 赤外光

受光部

赤外光で酸化ヘモグロビンを測定し、赤色光で還元ヘモグロビンを測定している。ヘモグロビンに結びついている酸素の割合が数値として表れている。光はプローブの発光部から出される。

装着法

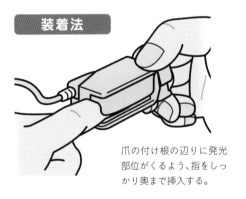

爪の付け根の辺りに発光部位がくるよう、指をしっかり奥まで挿入する。

＜正しく装着すると……＞
● 指の中心を光が通り、きっちり検出できる
● 大きい動脈から信号を捉えることができる

＜誤って装着すると……＞
● 指の外側を通る光まで検出されてしまう
● 信号の脈動が減少してしまう

---

column

息苦しくても SpO₂ 値は正常な場合がある？

　体の中の SpO₂ を測定するパルスオキシメーターは、正しい装着を行わなければ正確な数字が得られません。しかし、自覚症状として息苦しさがあっても、SpO₂ の測定値が必ずしも苦しさに比例するとは限りません。例えば、ストレスが原因によって起こる過換気症候群では、息苦しくなっても SpO₂ の数値に変化がないことがほとんどです。

脈拍数

POINT
- 脈拍の異常は循環器疾患の可能性がある
- 体表面で触知できる部位がいくつかある
- 脈拍がどこまで触れるかによって血圧を推測できる

脈が速い、遅い、弱い、不規則のサインに注意

　循環器系の異常は脈拍測定によって早期に発見できることがあります。脈拍を測定する際は、回数、リズム、性状、左右差、動脈の硬さや蛇行などに注意しながら行います。

　通常、心拍数と脈拍数は一致し、脈拍は1分間に60〜80回程度、規則的なリズムで触知できます。

　50回以下の場合を徐脈、100回以上の場合を頻脈といいますが、それぞれ40回以下、120回以上となったり、脈の触れが弱いときは、心臓のポンプ機能が低下している、または血液が十分に全身に行き渡っていない可能性があります。

　脈拍に異常があるときは、意識状態や血圧、めまい、動悸などの症状も同時に観察し、12誘導心電図（P.84参照）やモニター心電図を使用して詳しくアセスメントします。症状によってはただちに治療する必要があります。

脈拍測定はいくつか部位がある

　測定は橈骨動脈のほかにも、喉の周辺を通る頸動脈、肘関節のやや内側にある上腕動脈、太ももの付け根にある大腿動脈、足の甲部分に走行している足背動脈などでも触知できます。

　それぞれ脈拍がどこまで触知できるかによって血圧値も推定できます。緊急性が高く心臓に最も近い頸動脈で触知できる場合は収縮期血圧が60mmHg はあるとされ、橈骨動脈では80mmHg、大腿動脈では70mmHgとされます。

試験に出る語句

モニター心電図
心電図測定を24時間継続して行える機器。12方向から心臓を捉えられる12誘導心電図と違い、モニター心電図は3点誘導法と呼ばれる方法で一方向からの心臓を捉える。心電図に危険な変化が現れるとアラーム音が鳴る。患者から離れた場所でも観察可能。

キーワード

脈拍
心筋の収縮によって大動脈の内圧が高まると、圧力が末梢の動脈に伝わり拍動を指先で触れることができる。これを脈拍という。

心拍数
心臓が1分間に拍動する回数。

脈拍数
1分間に末梢で触知した回数。

脈拍の部位

脈拍は体表の近くを走行している血管で触知できる。

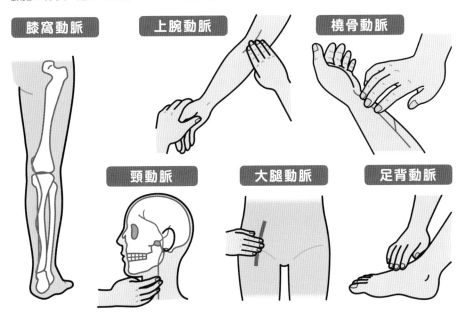

膝窩動脈　上腕動脈　橈骨動脈
頸動脈　大腿動脈　足背動脈

脈拍のアセスメント

分類	脈拍の速さによる違い		不整脈		
	頻脈	徐脈	交互脈	二段脈	奇脈
脈拍数と特徴	1分間の脈拍数が100回を超える	1分間の脈拍数が50回を下回る	規則的なリズムで脈拍が1拍ごとに強弱する	1拍目は通常だが、2拍目は早いタイミングで小さく打つ	息を吸うときに脈が弱くなる
おもな原因	発熱や貧血、低心拍出量のほか、頻脈性心房細動、心房粗動、上室頻拍、心室頻拍などが考えられる	徐脈性心房細動、房室ブロック、洞徐脈、洞不全症候群など、刺激伝導系に異常があるもの。また、高カリウム血症、ジギタリス中毒や、副交感神経が優位に働いているときに現れる	心不全などが考えられる	心房期外収縮、心室期外収縮などが考えられる	心タンポナーデなどが考えられる

血圧

POINT
- 一般的に血圧とは動脈にかかる圧をいう
- 通常、血圧は上腕動脈で測定する
- 血圧測定は決まった時間や環境下で行い、変動を取り除く

血圧測定は欠かせない検査

血圧とは、血液が動脈を流れるときに血管壁にかかる圧力のことで、収縮期血圧（最高血圧）と拡張期血圧（最低血圧）があります（P.40参照）。血圧は、心臓のポンプ機能がきちんと働いているかや血管の状態が正常かどうかを反映しています。そのため血圧測定は高血圧症の予防や管理、経過観察などにおいて大切な検査の1つです。

測定時に注意したいこと

正確な数値を測るためには、毎回決まった時間と姿勢で測定することが大切です。測定は食後を避け、できるだけリラックスした状態のときに実施します。なぜなら血圧は、気温や食事、入浴、運動などによって変動するからです。測定値に響くような活動後の測定はできるだけ控えましょう。

実際に血圧を測定するときは、患者さんに座位の姿勢をとってもらいます。測定部位は心臓と同じ高さにある上腕動脈が一般的です。測定部位が心臓よりも低い位置にあると血圧は高くなり、心臓よりも高い位置にあると血圧は低くなります。

起立性低血圧などを疑う場合は仰臥位や立位で測定することもあります。

また、マンシェットをゆるく巻くと腕と接触する面積が小さくなるため血圧が高くなります。ただし、強く巻きすぎると血管に圧力がかかった状態から測定するため数値が低く出てしまうので、注意が必要です。

キーワード

起立性低血圧
座った姿勢や、寝た姿勢から立ち上がったときに、急激に血圧が下がってめまいや失神を引き起こしてしまう症状のこと。

マンシェット
血圧測定時に使用するゴムの袋が入った細長い布。上腕部に巻き、ゴムの袋にポンプで空気を送り込むことで動脈を圧迫する。

測定器具の名称と測定部位

測定器具の名称

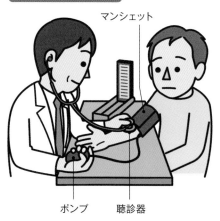

マンシェット

ポンプ　聴診器

血圧測定の際は座った状態で行う。起立性低血圧などが考えられる際は、仰臥位や立位で測定することもある。

測定部位

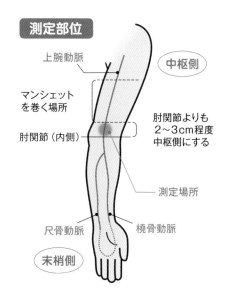

上腕動脈

中枢側

マンシェット
を巻く場所

肘関節よりも
2〜3cm程度
中枢側にする

肘関節（内側）

測定場所

尺骨動脈　橈骨動脈

末梢側

手技上の注意点

血圧測定を行う際は、座位で体勢を整える。マンシェットは心臓と同じ高さにして肘関節より2〜3cm上の位置に巻く。

巻く位置

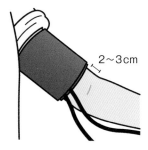

2〜3cm

マンシェットの下部が肘関節より2〜3cm上になるように巻く。また、上腕動脈の真上にゴム嚢の中央がくるようにする。

強さ

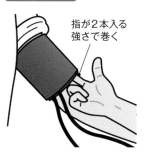

指が2本入る
強さで巻く

マンシェットと腕の隙間に指が2本入るくらいの強さで巻く。

高さ

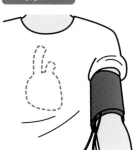

マンシェットと心臓の高さが合うように調整する。

意識レベル

POINT
- 意識レベルはスケールで評価する
- スケールを用いることで統一した状態が把握できる
- 意識障害の程度が点数によって判断できる

意識レベルを把握するために

　意識の観察は、脳の障害を早期に発見したり、生命の危機を回避したりするなど、意識障害によるリスク回避を目的に行われます。外側からの反応によって評価を行い、スケールを用いて意識レベルを判断します。その際に用いられるおもなスケールには、ジャパン・コーマ・スケール（JCS）とグラス・コーマ・スケール（GCS）の2つがあります。脳血管障害や頭部外傷などは時間の経過とともに意識レベルが変化するため、JCSは的確かつ迅速に意識障害のレベルを共有、評価する指標となります。どちらのスケールも誰もがすぐに意識状態を判断することが可能なため、患者の状態を共通した評価で把握することができます。評価を共有すれば、状態の変化を見逃さないように対応することが可能となります。

2つのスケールで評価する

　JCSは、覚醒を軸においたスケールであり、日本で広く活用されています。内容がわかりやすく、脳血管障害や頭部外傷など緊急を要するときの評価に有効です。評価する際は開眼の有無から覚醒度を観察します。スケールは3段階に分かれており、大まかな覚醒状態からさらに詳細に状態を判断します。GCSは国際的に広く用いられているスケールです。開眼反応（4段階）、言語反応（5段階）、運動反応（6段階）の3つを観察して、それぞれの合計点から重症度、緊急度を判断します。こうした評価スケールから意識障害の程度を知ることができます。

 試験に出る語句

意識障害
意識が鮮明ではないことをいう。意識混濁と意識変容の2つに大きく分けられる。意識混濁は思考できない状態で、呼びかけに対して無反応であったり、状況の認識ができなかったりすること。意識変容は、幻覚や錯乱などの症状があり、もうろうとした状態のことをいう。また、完全に意識を失った状態を昏睡という。

脳血管障害
いわゆる脳卒中のこと。脳の血管が詰まってしまう脳梗塞と、脳の血管が破れて出血を起こす脳出血がある。

覚醒
目が覚めること。意識をはっきりさせること。

 キーワード

スケール
物事の大きさの程度や規模などをいう。ここでのスケールは意識レベルの程度を表す。

意識レベルを評価する2つのスケール

ジャパン・コーマ・スケール（JCS）

I：覚醒している状態（I桁で表現）	
0	意識清明である
I-1	見当識は保たれているが、いまひとつはっきりしない
I-2	見当識障害がある（場所や時間、日付がわからない）
I-3	生年月日や自分の名前が言えない
II：刺激で覚醒する状態（II桁で表現）	
II-10	普通の呼びかけで開眼する
II-20	大きな声をかける、または体を揺さぶると開眼する
II-30	痛み刺激を加えつつ呼びかけを繰り返すとかろうじて開眼する
III：刺激しても覚醒しない状態（III桁で表現）	
III-100	痛み刺激に対し、払いのけるなどの動作がみられる
III-200	痛み刺激に対し、手足を動かしたり、顔をしかめたりする
III-300	痛み刺激に対し、全く反応しない

グラス・コーマ・スケール（GCS）

E：eye opening（開眼）	
4点	自発的に開眼する
3点	呼びかけると開眼する
2点	痛み刺激によって開眼
1点	痛み刺激に対しても開眼しない
V：best verbal response（最良言語機能）	
5点	見当識が保たれている
4点	会話はできるが見当識が混乱している
3点	不適当な発語で会話が成立しない
2点	理解不明で意味のない発声がみられる
1点	発語がみられない
M：best motor response（最良運動反応）	
6点	命令に応じて手足を動かせる
5点	疼痛部位を認識し、手で払いのける
4点	痛み刺激から逃避し、手足を引っ込める
3点	痛み刺激に対して屈曲運動がみられる
2点	痛み刺激に対して伸展運動がみられる
1点	痛み刺激に対して反応がない

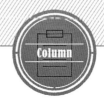

血圧が高いと何が悪いの？

　血圧は心臓の収縮・拡張作用によって血管の壁にかかる圧力です。体の中では、血圧を一定に保とうとする働きが常に行われています。

　血圧は季節や時間、体調、ストレスなどによって変動するので、一時的に血圧が高いことはよくあります。そのため、健康な人でも血圧が高くなることがあるのです。しかし、血圧が高い状態が続くと、血管に圧力がかかり続けることになり、血管の内側が傷つきやすくなります。すると血管壁が厚くなって血管は柔軟性を失います。結果、血液の通り道が狭くなったり、塞がってしまったりします。このような血管の状態を動脈硬化といいます。動脈硬化は心筋梗塞や脳梗塞といった重篤な病気を発症する原因になることがあります。

　また、弾力を失った血管は抵抗が増えます。すると心臓はたくさんの血液を送り出そうと必死になって動きます。こうした負担から心臓の肥大が起こり、心不全につながってしまうことがあるのです。

　それ以外にも、血圧は腎臓に負担をかけるため、高血圧が続くと腎臓の働きが低下します。

　腎臓の働きが悪くなると、体の中にある余分な塩分や水分を排出することができなくなります。すると血液量が増加し、さらに血圧が上がってしまいます。高血圧は、自覚症状がハッキリしないので、知らないうちに進行してしまうことが多くあります。

　こうした悪循環を繰り返さないためにも、日頃から血圧をコントロールできるよう、生活習慣を整えることが大切です。

　食生活ではとくに減塩や肥満予防を意識した食事にします。また、運動を定期的に行い、血管を広げて血流をよくすれば血圧は下がります。体を動かすことはストレスの発散にもつながるので、生活習慣に取り入れられるようウォーキングなど軽いものから始めましょう。

第5章

循環器の
おもな検査

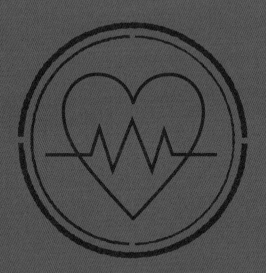

心電図検査

POINT ▶
- 心臓からの電気信号をグラフ化する
- 緊急性の高い不整脈や心筋梗塞の発生を発見できる
- 正常と異常の違いを瞬時に判断できる

心臓から発生する微量な電流をグラフ化

　心臓は刺激伝導系の働きによって拍動を行い、収縮と拡張を繰り返しながら全身に血液を送り出しています。

　拍動時には微量の電流が発生しており、その電気的信号を体表から記録してグラフ化したものが心電図です。侵襲性が少なく容易に行うことができます。心臓の働きに関する情報を多く得られ、不整脈や狭心症、心筋梗塞などがわかります。心臓の病気の診断には必須の検査です。

　一般的に行われるのは12誘導心電図です。手足の4か所、胸部に6か所の計10か所に電極を装着し、心臓の電気信号を12方向から観察します。手足は四肢誘導といい、心臓の活動を前から見たときの電気の流れを見ます。胸部は胸部誘導といい、心臓を取り囲むように装着するため、心臓を上から見たときの電気の流れを見ます。

心電図を見るときは正常かどうかを確認する

　心電図を見るときは、洞調律かどうかを最初に確認します。その後、波形の間隔や心拍数から異常がないかを大まかに判断し、各部分を観察します。

　洞調律とは心臓がリズムよく拍動し、電気信号が正しく伝わっている状態のことです。12誘導心電図で表示される基本波形には、心房の収縮を表すP波、心室の収縮を表すQRS波、心室の拡張を表すT波があります。波形が一定の条件を満たし、洞調律であれば正常、そうでなければ異常があるといえます。このように、まずは生命に危険がないか、緊急性の有無を確認することが大切です。

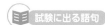

12 誘導心電図と基本波形

四肢誘導（4か所）と胸部誘導（6か所）に電極を貼る。心臓の電気信号を12方向から、波形で計測する。

基本の心電図

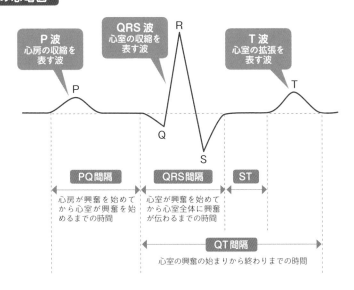

P波
心房の収縮を表す波

QRS波
心室の収縮を表す波

T波
心室の拡張を表す波

PQ間隔
心房が興奮を始めてから心室が興奮を始めるまでの時間

QRS間隔
心室が興奮を始めてから心室全体に興奮が伝わるまでの時間

ST

QT間隔
心室の興奮の始まりから終わりまでの時間

電極の位置

【四肢誘導の位置】

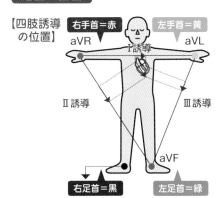

右手首＝赤　aVR
左手首＝黄　aVL
I誘導
II誘導
III誘導
aVF
右足首＝黒
左足首＝緑

【胸部誘導の位置】

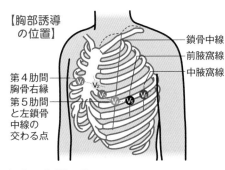

鎖骨中線
前腋窩線
中腋窩線
第4肋間胸骨右縁
第5肋間と左鎖骨中線の交わる点

〈電極の装着場所〉
V₁：第4肋間胸骨右縁
V₂：第4肋間胸骨左縁
V₃：V₂とV₄の結合点の中間
V₄：左鎖骨中線と第5肋間の交わる点
V₅：V₄から水平線を引き、前腋窩線と交わる点
V₆：V₄から水平線を引き、中腋窩線と交わる点

ホルター心電図

POINT
- 長時間、心臓の動きを観察する
- 普段通りの生活を送るだけでよい
- 自覚症状が現れたときはイベントボタンで記録する

24時間心臓の働きを観察できる

心電図検査については、12誘導心電図が簡便で詳細な記録が可能ですが、長時間の観察ができません。不整脈（P.116参照）や狭心症（P.104、106参照）、心筋梗塞（P.108参照）など、緊急性の高いものはいつ発生するかわからないので、別の検査が必要となります。通常の心電図検査は短時間で行うので、自覚症状があったとしてもベッドに横になっているうちに症状がなくなってしまったり、発見されなかったりすることがあります。

その場合に小型心電計のホルター心電図が用いられます。おもに不整脈、胸痛（P.44参照）、動悸（P.46参照）などを調べます。体を動かした際に起こる労作性狭心症や安静時に出現する不安定狭心症なども記録の波形に変化が現れます。

ホルター心電図は24時間の記録が可能なため、食事や入浴、運動、排泄など、日常生活における心臓の動きを解析して異常がないか原因を探ることができます。

日常生活における波形の変化を調べる

ホルター心電図を装着したら、普段通りの生活をしながら過ごします。入浴やシャワーが難しい場合がありますが、小型で軽量なため、生活に支障はほとんどありません。

胸部に数か所電極を貼るだけなので装着も簡単にできます。装着後に何らかの自覚症状が現れた場合、記録用のボタン（イベントボタン）を押します。そうすることで自覚症状が出た時刻が記録され、医師による異常の解析や診断に役立ちます。

 試験に出る語句

労作性狭心症
運動を行うと心臓が通常よりも多くの酸素を必要とするが、動脈硬化などにより血流が悪くなっているため、心臓に十分な酸素が行き届かないことで胸痛を引き起こす。多くの場合、痛みは数分から数十分で治まる（P.104参照）。

不安定狭心症
狭心症の発作が増えたり、薬の効果がみられなくなったりするような状態。心筋梗塞に移行する危険がある。

ホルター心電図のしくみ

ホルター心電図は小型の心電図として24時間心臓の動きを記録する。自覚症状が発生した場合は、イベントボタンを押すことで時刻が記録され、解析や診断に役立つ。

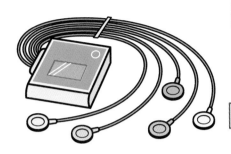

[**ホルター心電図で
わかること**]

・不整脈の検出
・胸痛、動悸
・労作性狭心症
・不安定狭心症　など

[**検査時の注意点**]

・電気毛布や電子機器の使用で雑音が入ることがあるので注意する
・電極を剥がすときに皮膚がかぶれることがある

24時間測定する

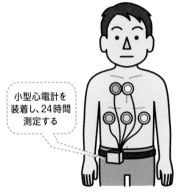

小型心電計を装着し、24時間測定する

患者さんには24時間、いつも通りに生活してもらう。

診察時に判読する

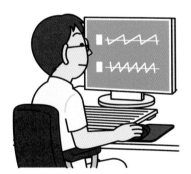

診察の際に心電計の情報を解析する。心筋梗塞後の経過観察などにも役立つ。

---

column　運動で負荷をかける心電図検査

運動を行いながら心電図を記録する検査を「トレッドミル負荷試験」といいます。ベルトコンベアの上を歩き、あえて心臓に負荷をかけるものです。速度や傾斜で負荷を調整しながら虚血状態を誘発させます。安静時ではわからない心機能状態や狭心症、不整脈などの診断を目的として行われます。

CT

POINT ▶
● X線を用いて鮮明な輪切り画像を構成する
● 単純撮影と造影剤を用いた撮影がある
● 入室前には金属類をすべて外す

体を輪切りにした断面像で病変がわかる

CTとは、Computed Tomography（コンピュータ
ー断層撮影）を略したものです。X線を使って体の周りを
360°から連続的に透過し、体を輪切りにした断面像を構成
していきます。

CTには単純撮影と造影検査があります。骨や石灰化し
た病変などは画像として白く表示されやすく、ガスなどは
黒く表示されます。単純撮影では心筋や血管壁と血液の区
別がしづらいことがあるため、それらを区別するときには
造影検査を行います。

造影検査は造影剤を静脈注射して撮影する方法です。血
管や病変をより詳しく調べるために行います。事前にヨー
ドまたはヨード造影剤にアレルギーがあるか、服用してい
る薬剤があるかなどを確認した上で実施します。とくに心
臓や大動脈などの病変を調べる際に必要な検査となってい
ます。ほかにも気管支、肺、肝臓、腎臓といった臓器の画
像診断としても用いられています。

検査を実施する際は金属類などをすべて外す

CTの検査時間は部位や条件によって違いがありますが、
おおむね20～30分程度です。入室時は、眼鏡やピアス、
ネックレス、時計などの金属類、携帯電話などは持ち込み
厳禁です。また妊娠中の人は検査を行うことができません。

検査は寝台の上に寝て行います。検査中は体を動かすと
画像に乱れが出てしまうので、動かないように注意が必要
です。

試験に出る語句

静脈注射
静脈の血管内に薬剤を直接
注入する注射法。薬剤が静
脈に投与されると全身から
戻ってくる血流と混ざり、
約1分で動脈を介して全身
に達する。

キーワード

単純撮影
造影剤を使わないレントゲ
ン撮影。単純X線検査とも
いう。

造影剤
画像診断のときに白黒のコ
ントラストをはっきりつけ
て、ある特定の臓器をわか
りやすく強調するために投
与される医薬品。

CTの検査機器としくみ

X線を照射しながら、全方向（360°）から断面像を作成し、体の内部の状態を観察することができる。

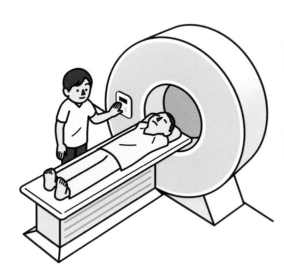

[CTのメリット]

臓器が重なっていても体の内部を確認できる。検査時間も短い。

[CTのしくみ]

被写体の周囲360度からX線を照射する。検出器で、体を透過したX線量を検出し、コンピューターで処理し、画像にする。

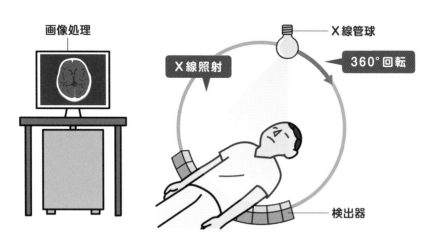

画像処理

X線管球

X線照射

360°回転

検出器

通常のCT検査機器のほかに、最近では検出器を複数列配置することで同時に複数の断面を撮影できるマルチスライスCTも普及している。血管を三次元的に再構成でき、撮影時間も短く、検査効率も向上する。

MRI

POINT
- 強力な磁場を発生させ、体の中にある水素原子を画像化する
- 被ばくせずに体内の様子を調べることができる
- 体内に埋め込まれている金属の種類によっては、生命の危険を伴う

体内にある水素原子を画像化

MRIとはMagnetic Resonance Imaging（磁気共鳴画像撮影法）を略したものです。強力な磁場を発生させ、ある周波数を体に照射することで体内に豊富に存在している水素原子核を画像化します。

MRI装置はCT装置と似ていますが、X線ではなく磁石を用いて撮像を行います。そのため、被ばくせずに体内の様子を調べることができます。

比較的体に負担の少ない検査であり、造影剤を使用しなくても主要な血管の画像が得られるため、全身の部位で広い有用性を発揮しています。

体内に埋め込まれた金属は生命の危険を伴う

MRIは強い磁場を発生させているため、条件によっては利用することができません。身につけている金属を外すことはもちろんですが、すでに体内に入っている心臓のペースメーカー※や金属製の人工弁、義眼、人工内耳など体内に埋め込まれた金属は、生命に危険を及ぼすことがあるため注意が必要です。

ほかにも検査時間が30～40分ほどかかり、検査中は装置の中に入るため、狭い空間が苦手な人は気分が悪くなることがあります。

また、造影中は大きな音が出るので、耳栓または非磁性のヘッドフォンを装着することがあります。体を動かさないようにするため、体に痛みが出ないように枕やクッションなどを工夫しながら楽な体位をとります。

試験に出る語句

人工弁
心臓弁膜症患者を対象に、弁膜を移植する場合に使用する医療機器。心臓の弁膜と同じ機能を持ち、その機能を代替するもの。

キーワード

義眼
人工的につくられた眼球のこと。かつてはガラスが使用されていたが、最近はプラスチックが用いられている。磁力を利用した可動性のものもあり、健康な眼と同じように動かすことができる。

人工内耳
聴覚に障害がある場合に耳の内耳の部分に電極を植え込み、聴覚を補助するもの。

MRI のしくみ

MRIはCTよりも情報を詳細に得たいときに役立つ。

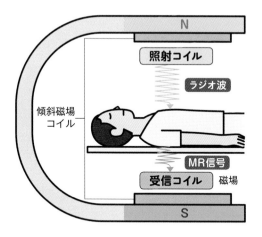

磁場を与えると、水素原子核が一定の方向を向く。そこに電波をあてると水素原子核がある方向を向く。電波を切ると水素原子核が元に戻る。その速さの違いで疾患の状態がわかる。腫瘍性の疾患や椎間板ヘルニアなどを調べられる。

MRI の検査時における注意事項

MRIでは、検査前の安全確認を行うことが重要。とくに体内に埋め込まれた金属は生命の危険を伴う場合があるため注意が必要となる。

検査室に持ち込めないもの

● 腕時計 ● 鍵 ● ベルト ● スマホ ● ライター ● メガネ ● 補聴器 ● ジェルネイル ● 財布 ● コンタクトレンズ ● 入れ歯 ● 磁気カード ● アクセサリー類 ● マスカラ ● アイシャドー ● カイロ ● 湿布

検査を受けられない人

● 金属製の人工弁を使用している
● ペースメーカーを埋め込んでいる※
● 人工内耳、義眼、外せない義歯を使用している
● 神経刺激装置を使用している

検査を受けられない可能性がある人

● タトゥーが入っている
● 閉所恐怖症の可能性がある
● 妊娠している
● 妊娠の可能性がある
● 手術による金属クリップや金属が体内にある

※最近ではMRI対応のペースメーカーもある。

超音波検査（心エコー）

 POINT ▶
- 侵襲が少なく被ばくの心配がない
- リアルタイムの状態を把握できる
- 病態によって3つのモードを使い分ける

非侵襲的な検査として広く用いられている

　超音波とは人の耳には聞こえない高い周波数の音波です。超音波検査では、超音波を体の一部に照射し、反響してきた波を映像化することで体内の構造を調べます。プローブと呼ばれる機器を動かすだけで観察方向を簡単に変えることができ、体への負担も少なく、被ばくの心配もないことから、医療分野で広く利用されています。

　心臓の超音波検査（心エコー）では、心臓の弁や血管の形態、血液の流れなどをリアルタイムで見ることができます。また、血管の内径や血管壁の厚さなども測定することができるので、心臓血管系を調べるときに欠くことのできない検査といえます。

病態によって3つのモードを使い分ける

　心臓の超音波検査は、病態によって断層（Bモード）法、Mモード法、ドプラ法の3つのモードに使い分けられています。一般的に行われているのは断層（Bモード）法です。おもに心臓の大きさや動き、弁の形などを観察する際に用いられます。

　Mモード法は心臓の経時的な動きがわかります。心臓の壁の厚さを計測する際に用いられます。

　ドプラ法は、心臓の血流パターンや方向を見るときに用いられます。カラードプラ法では血流の方向によって表示される色が変わります。体にあてるプローブに向かってくる血液は赤色、遠ざかる血液は青色で表示されます。逆流や狭窄などで生じる血流の乱れは緑色で示されます。

 試験に出る語句

血管壁
血管壁は内側から内膜、中膜、外膜の3層になっている。動脈と静脈では血管壁の厚さや弾力に違いがあり、とくに静脈は動脈に比べ血管壁が薄く、弾力に乏しい。

🔍 キーワード

断層（Bモード）法
超音波が扇状に放出され、心臓を二次元で捉えられる。心臓内部の形態や動きを評価する。弁や壁の動き、血栓、腫瘍、心膜液の貯留などを調べられる。

Mモード法
心臓の経時的変化を見るもの。壁の厚さや心内径、弁の動きを詳細に調べたいときに使う。

ドプラ法
距離によって救急車のサイレンの高さが変わる現象をドプラ効果と呼ぶ。この原理を応用したのがドプラ心エコー法。超音波を赤血球に反射させた際に生じるドプラ効果を利用し、血流の速さなどを測定する。

心臓の超音波検査のしくみ

超音波を体表から照射し、体内で反射して戻ってきた超音波を画像化する。

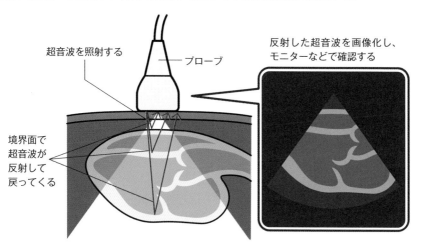

超音波を照射する

プローブ

反射した超音波を画像化し、モニターなどで確認する

境界面で
超音波が
反射して
戻ってくる

心臓の超音波検査の種類

検査には以下の種類がある。

方法		内容	適応
断層（Bモード）法		心臓の弁や壁などの動きをリアルタイムで捉えることができる	弁膜症、狭心症、心筋梗塞など
Mモード法		経時的な変化を画像化	心拍出量、駆出率など
ドプラ法	カラードプラ法	血流の方向と速さをカラーでわかりやすく表示	弁の逆流、短絡血流など
	パルスドプラ法	異常な血流の速度測定	弁の逆流、短絡血流、内圧測定など
	連続波ドプラ法	異常な血流の速度測定	内圧測定など
	組織ドプラ法	心筋の壁の運動速度を測定	心機能評価など

パルスドプラ法は左心室に流れ込む血液の流れの速さから、左心室の拡張機能を調べることもできる。連続波ドプラ法はカラードプラ法によって見つかった異常な血液の流れの最大速度を測定できる。このように検査は目的によって使い分ける必要がある。

胸部X線検査

POINT ▶
- 簡便に行われる一般的な画像検査
- 透過しやすいものは黒く映り、透過しにくいものは白く映る
- 全体像を把握するための検査

最も頻繁に行われている画像検査

　胸部X線検査は、胸の病気を診断するときに行われる画像検査です。基本的な画像検査であり、CTに比べて被ばく量も少なく、容易に行うことができます。

　通常は正面から撮影しますが、必要に応じて側面や斜位でも撮影が行われます。体にX線を照射すると、X線がさまざまな組織に吸収されます。その吸収量によって画像として検出されたときの白黒の濃淡が変わります。

　X線が透過しやすいものは黒く映り、透過しにくいものは白く映ります。最も透過しやすいものは空気なので、肺の中にある空気は黒く映し出されます。一方で、骨や石灰化したものは白く映し出されます。

目的部位の形態や全体像を知る

　循環器の検査では、心臓の大きさや大血管の走行、肺動脈、胸郭などの形態を確認することができます。

　まずは心臓の全体像を見るために、心臓の大きさを経時的に見る心胸郭比（CTR）で、心血管陰影の拡大を評価します。ここで異常がみられた場合は、CTやMRI検査が行われます。

　X線検査では、金属類が画像に映し出されるので、撮影範囲にある金属類はすべて外します。なかには刺繍なども金属を使用していることがあるため注意が必要です。

　また、妊娠の可能性があったり、妊娠していたりする場合は検査を受けることができません。

キーワード

心胸郭比（CTR）
胸部のレントゲン撮影画像において、胸郭で最も幅の広い部分の長さと、心臓の最も幅のある部分の長さの比を指す。心胸比ともいう。

メモ

被ばく
被ばくには分類があり、医療における被ばくを「医療被ばく」という。現在の医療では診療において放射線の使用がなくてはならないものとなっている。放射線の使用は治療が目的で、がん細胞を死滅させることができるなど、患者にとってメリットがある。しかし、患者は被ばくすることになるため、放射線治療の前には医療被ばくによるリスクを十分に説明する必要がある。

胸部Ｘ線検査の流れ

検査前には金属類を外し、検査着に着替える。検査の際は、体を検査機器に密着させ、息を止めて撮影する。検査の所要時間は5分程度。

1. 着替える

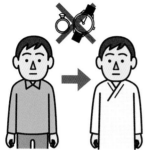

金属類はすべて外し、私服から検査着に着替える。

2. Ｘ線装置

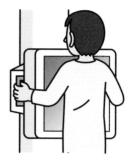

Ｘ線装置の前に立ち、機器に胸をぴったりつける。

3. 息を吸ったらしっかり止める

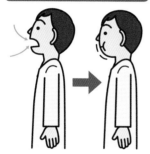

大きく息を吸い、撮影の瞬間は息をしっかり止める。

4. 撮影

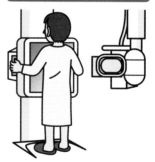

体を動かさないように注意しつつ撮影する。

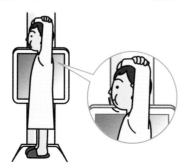

場合によっては側面から撮影することがある。撮影時は腕を上げ、正面撮影と同様に息を止める。

心臓カテーテル検査

POINT ▶
- 検査方法には造影検査と内圧測定検査の2つがある
- 心臓の内部や血管の状態がリアルタイムで把握できる
- 検査と同時に治療を行うことがある

心臓や血管の形態を正確に把握できる

　心臓のカテーテル検査とは、足の付け根や腕の動脈、または静脈に、やわらかく細いカテーテルを刺入して、心臓や血管の中の状態を知るための検査です。検査方法には造影検査と内圧測定検査があります。

　造影検査は、心臓の心室内や心房内、冠動脈内に造影剤を注入してX線撮影を行いながら、目的の部位を鮮明に映し出す方法です。

　内圧測定検査は、心臓の各部位の内圧や心拍出量を測定する検査です。同時に採血を行うことで、心臓各部の酸素飽和度を測定することができます。

　これらの検査によって血管の内圧、弁の動き、冠動脈の狭窄や閉塞、不整脈の原因など、心臓内部の状態がわかります。また、狭心症（P.104、106参照）や心筋梗塞（P.108参照）、肺血栓塞栓症（P.172参照）といった緊急性の高い病気の場合は、カテーテル治療を一緒に行う場合があります。ただし、心臓のカテーテル検査は、検査といっても侵襲性が高く、カテーテルで血管を傷つけてしまうことがあるため、重篤な合併症を引き起こす恐れがあります。

2種類の検査方法

　心臓のカテーテル検査には右心カテーテル（静脈）検査と左心カテーテル（動脈）検査といった検査もあります。右心カテーテル検査は、おもに心機能や心不全の血行動態を確認します。左心カテーテル検査は、動脈からカテーテルを挿入し、おもに冠動脈の閉塞や狭窄を確認します。

キーワード

カテーテル
直径2mmほどの細い管のこと。素材はナイロンやシリコン、テフロンなどが中心。長さは数cm〜2mほどあるものまでさまざまで、用途や目的によって使い分ける。カテーテル治療は短時間で行われることが多く、大きな傷や痛みも残らないため、患者の負担が少なくて済む。入院日数や経費も大幅に削減できる。

メモ

カテーテル治療
緊急時の治療として行われるものにPCIがある。PCIは経皮的冠動脈インターベンションの略。カテーテルを使用して冠動脈が狭窄しているところにデバイスを送り、血管の内腔を広げる治療のこと。

合併症
おもな合併症に、アナフィラキシーショック、迷走神経反射、不整脈、心電図変化、動脈血栓・塞栓、出血性合併症などがある。

右心カテーテル（静脈）検査

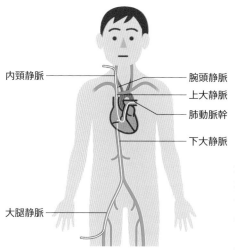

内頸静脈

腕頭静脈
上大静脈
肺動脈幹
下大静脈

大腿静脈

右心カテーテル検査では、心内圧、心拍出量、酸素飽和度の測定ができる。一般的にスワンガンツカテーテルを使用する。内頸静脈や大腿静脈からカテーテルを挿入し、右心房を経由して肺動脈まで進めていく。

左心カテーテル（動脈）検査

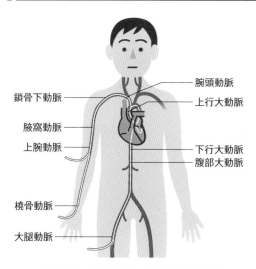

腕頭動脈
鎖骨下動脈
上行大動脈
腋窩動脈
上腕動脈
下行大動脈
腹部大動脈

橈骨動脈

大腿動脈

左心カテーテル検査は、冠動脈に造影剤を流し、大動脈圧や左心圧などの血行動態、冠動脈の閉塞や狭窄の評価を行う。

[左心カテーテルの走行]

● 橈骨動脈から始める場合

橈骨動脈→上腕動脈→腋窩動脈→鎖骨下動脈→弓部大動脈→上行大動脈→大動脈弁となる。

● 大腿動脈から始める場合

大腿動脈→腹部大動脈→下行大動脈→弓部大動脈→上行大動脈→大動脈弁となる。

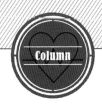

人工ペースメーカーとは

　心臓はリズムよく拍動するために、電気信号を発生させています。その電気刺激をつくり出して規則的に信号を送り出しているのが、心臓の右心房に位置する洞結節と呼ばれる部分です。

　洞結節から発生した電気信号は、左右の心房を伝わりながら房室結節、ヒス束、右脚・左脚、プルキンエ線維を経て心室全体にまで伝わります。そうすることで心室が収縮します。このように心臓の拍動が電気信号によって生じ、心臓全体に伝わるルートを「刺激伝導系」といいます。通常、1分間に60〜80回程度の電気信号がつくられていますが、洞結節の異常によって電気信号が伝わらなくなったり、電気信号自体がつくられにくい状態になったりすると、脈が遅くなる徐脈性不整脈が起こります。

　徐脈性不整脈は健康な人でも起こることがあり、必要な心拍出量が得られなくなると、息切れやめまいなどの症状が現れることがあります。場合によっては、生命の危険を伴う頻脈性不整脈を引き起こすことがあるため、異常な電気信号を補整し、調律するために、人工のペースメーカーを挿入します。

　人工ペースメーカーは、発振器本体と接続した細いリード線で構成されています。リード線の先を心臓に取り付けると、洞結節の役割を担う発信器から、一定のリズムで心臓に電気刺激が伝わります。送られた電気信号が心臓に伝わり、心臓が拍動するしくみになっています。

　ただ、人工ペースメーカーは電池使用のため交換が必要になります。種類や病状によって違いはありますが、人工ペースメーカーの電池の寿命は、大まかにいうと5〜10年になります。日常生活に大きな支障はありませんが、磁気の発生するものは避ける必要があるので、MRI検査を受けたり（最近はMRI対応のものもある）、低周波治療器などを使用したりすることができません。また、ペースメーカーが正常に動いているかどうかを、定期的に検査する必要があります。

第6章

循環器の
おもな疾患

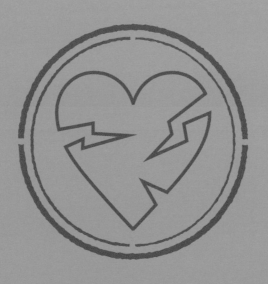

虚血性心疾患

POINT ▶
- 冠動脈が狭くなったり、閉塞を起こしたりすることで起こる病態
- 原因はおもに動脈硬化によるもの
- 狭心症と心筋梗塞などの病気の総称をいう

冠動脈の血流がうまく流れず滞った状態

心臓のほとんどは筋肉でつくられ、絶えず動いています。その働きを維持するために必要な酸素と栄養は、心臓を取り巻く血管である冠動脈によって送られています。血流量は心拍出量の5%といわれています。

しかし、何らかの原因によって冠動脈が狭くなったり、詰まったりすると心臓の筋肉に血液が行き渡らなくなります。この病気を虚血性心疾患といいます。

虚血性心疾患は、狭心症（P.104、106参照）、心筋梗塞（P.108参照）と呼ばれる病気を総称した表現です。虚血とは、組織が必要としている血液が足りない状態のことです。

狭心症は冠動脈が細くなって血流が流れにくくなった状態、心筋梗塞は冠動脈が完全に詰まり、血液が流れなくなった状態です。

動脈硬化によるプラークの蓄積によって起こる

虚血性心疾患の原因は、動脈硬化が深く関わっているといわれています。動脈硬化を引き起こす要因には飲酒や運動不足などの生活習慣や高血圧（P.174参照）、糖尿病、脂質異常症、ストレスなどがあります。

これらの影響によって、冠動脈の血管内にプラークが形成されやすくなります。次第に血管は弾力性や柔軟性を失い、血管壁が傷つきやすくなって血の塊ができたりします。さらにプラークが蓄積されると狭心症や心筋梗塞を引き起こしてしまいます。

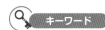
試験に出る語句

プラーク
動脈硬化巣にある内膜の斑状肥厚性病変のこと。脂肪の塊を指す。プラークの形成・成長には段階がある。①血管の筋肉が繊維化し、繊維性被膜となる、②繊維性被膜の下に脂質が溜まる、③溜まった脂質の一部が石灰化したり、塊になったりする、④繊維性被膜が薄くなり、破れやすい状態になる。破れやすくなったプラークは不安定プラークといわれる。

キーワード

脂質異常症
血液に含まれる脂質が一定の基準よりも多い、あるいは少ない状態のこと。診断基準となる脂質にはLDLコレステロール、HDLコレステロール、トリグリセライド、Non-HDLコレステロールがある。

メモ

アテローム
血管内に溜まったお粥のようなドロドロの病変のこと。アテロームが隆起したものをプラークと呼ぶ。

虚血性心疾患のしくみ

冠動脈が閉塞したり、狭窄したりすることで血流が低下し、虚血性心疾患となる。

狭心症の場合

高血圧や糖尿病、脂質異常症などが原因で動脈硬化が進行

↓

血管にプラークが溜まって血管内が狭くなる

↓

血液が流れづらくなる

心筋梗塞の場合

血圧上昇などの要素も重なってプラークが破裂してしまう※

↓

血栓ができる

※プラーク破裂のない心筋梗塞もある。

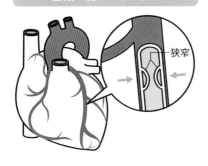

狭窄

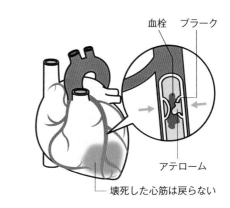

血栓　プラーク

アテローム

壊死した心筋は戻らない

虚血性心疾患の危険因子

おもな原因は動脈硬化であるとされている。虚血性心疾患の危険因子は冠危険因子とも呼ばれ、コントロール可能な危険因子の管理が悪い場合は発作が起こりやすくなる。

高 ↑ 重要度 ↓ 低

危険因子	どのような状態を指すか
脂質異常症	血液中の LDL コレステロール、トリグリセライド、Non-HDL コレステロールが基準値よりも高い状態
糖尿病	インスリンの働きが不十分で、血液中のブドウ糖（血糖）が増えた状態
高血圧	収縮期が 140mmHg 以上、または拡張期が 90mmHg 以上の血圧状態
喫煙習慣	日常的に喫煙している状態
加齢	45 歳以上（男性）、55 歳以上（女性）
男性	男性は女性と比較して動脈硬化を起こしやすい
遺伝	家族に冠動脈疾患の既往歴があるとかかりやすい
肥満	BMIが25 以上で、ウエストサイズが 85cm 以上（男性）、90cm 以上（女性）

動脈硬化

POINT ▶
- 血管の弾力性や柔軟性を失った状態
- 無症状で進行していく
- 生活習慣を改善することで予防できる

動脈硬化が進行するとさまざまな障害が起こる

　動脈硬化とは文字通り、動脈が硬くなった状態です。動脈壁の弾力性や柔軟性がなくなったことで、動脈の内腔が狭くなったり、もろくなったりします。

　動脈の血管は内側から内膜、中膜、外膜の3層でできています。とくに血液と接している内膜は、一層の血管内皮細胞に覆われており、ここから必要な成分を取り込み、血液がくっつかないように働いています。しかし、高血圧（P.174参照）や脂質異常症、糖尿病などの因子によって血管内皮細胞を傷つけられると、傷ついた部分に脂質やカルシウムなどが沈着していき、動脈の内腔が厚くなって、血液の流れが悪くなります。

　動脈硬化が進行すると、血管は伸び縮みする柔軟性を失います。そして血圧はさらに高くなり、ひどくなると、血管が血流に耐え切れずに破裂したり、血栓をつくったり、狭くなった血管に血栓が飛んだりするなどのさまざまな障害が起こります。

危険因子を取り除く

　動脈硬化は、ほぼ無症状で進みます。そのため、ある日突然、心筋梗塞や脳梗塞などを引き起こす原因となり、生命の危険を伴います。動脈硬化の危険因子には、脂質異常症をはじめ、喫煙や運動不足、肥満、ストレスなどの生活習慣があります。また、加齢、性別、家族歴なども含まれます。まずは日々の生活習慣から改善し、危険因子を避けた予防を心がけることが大切です。

試験に出る語句

血管内皮細胞
血管の内層にある細胞のこと。血管の健康状態を維持する役割がある。

メモ

動脈硬化の分類
病理学的には3つに分類される。粥状硬化（アテローム性動脈硬化）が最も多く、細動脈硬化、メンケベルグ型動脈硬化がある。加齢による動脈硬化は、血管壁の弾性線維の減少や膠原線維（コラーゲン）の増加で血管が硬化または変性した状態を指す。

動脈硬化が起こるまで

虚血性心疾患のおもな原因である動脈硬化。
動脈壁が肥厚、硬化した状態である。

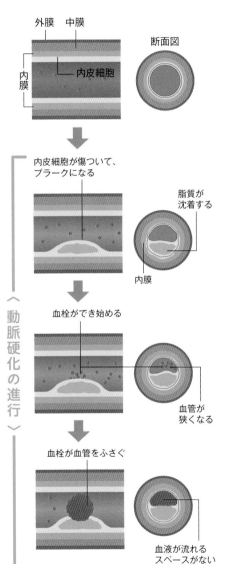

外膜　中膜

内膜

内皮細胞

断面図

↓

内皮細胞が傷ついて、
プラークになる

脂質が
沈着する

内膜

↓

血栓ができ始める

血管が
狭くなる

↓

血栓が血管をふさぐ

血液が流れる
スペースがない

〈動脈硬化の進行〉

動脈硬化の危険因子

重要度	危険因子
高 ↑	脂質異常症
	糖尿病
	高血圧
重要度	喫煙習慣
	加齢
	男性
↓	遺伝
低	肥満

好発部位

場所	狭窄・閉塞が原因	血管壁の脆弱化が原因
脳実質内の細小動脈	ラクナ梗塞	脳出血
脳底動脈	脳梗塞、一過性脳虚血発作（TIA）	―
椎骨動脈		―
頸動脈		―
冠動脈	虚血性心疾患	―
胸部・腹部大動脈	―	大動脈瘤、大動脈解離
腎実質内の細小動脈	腎硬化症	―
腎動脈	腎血管性高血圧	―
腸骨～大腿動脈	閉塞性動脈硬化症	―

労作性狭心症

POINT ▶
- 動脈硬化による冠動脈狭窄によって起こる
- 労作時に起こる一過性の心筋虚血状態
- 症状が出現しても硝酸薬の服用で消失する

酸素需要量の増大に対して酸素が供給できない状態

　労作性狭心症は、心臓に栄養を届けている冠動脈が狭窄することによって、一時的に血液が届かなくなり虚血した状態になる病気です。狭窄は、おもに動脈硬化によって冠動脈が徐々に狭くなり十分な血流量が確保できなくなることで起こります。

　とくに運動時は心臓の働きが活発になるので、安静時よりもたくさんの酸素を必要とします。しかし冠動脈の狭窄によって酸素が行き渡らないと発作が起こります。身体的な労作、つまり階段や坂道を登ったり、家事や仕事などで動いたりすることが誘因となって虚血状態になります。

　前胸部を締めつけるような感じがしたり、圧迫感や詰まり感があったりするなど、はっきりした位置の痛みではなく漠然とした痛みが症状として現れます。ときには、左肩や上腹部など幅広く痛みを感じることがあります。このような症状は3〜5分程度持続しますが、硝酸薬を服用することで速やかに症状が消失します。

虚血状態にした検査で変化を見る

　労作性狭心症は労作時に心臓の酸素量が不足することがきっかけで発作が起こるため、安静時では冠動脈に狭窄があっても、必要な血流量が足りていることがあります。

　そのため、運動によって心臓の酸素需要量を増大させて、虚血状態にすることで労作時の変化を見る検査、運動負荷試験を行うことがあります。

試験に出る語句

硝酸薬
血管拡張薬の一種。硝酸成分は体内に入ったあと、血管壁などの細胞に作用する一酸化窒素を生成し、全身の血管を広げたり、心臓に酸素を送っている血管を広げたりして心臓の負担を軽くする。狭心症の発作や予防として用いられる薬剤。

運動負荷試験
運動前後や運動中の心電図や心臓の状態を調べる検査。

労作性狭心症の症状

労作時に一過性の虚血状態をきたして狭心痛が発生する。

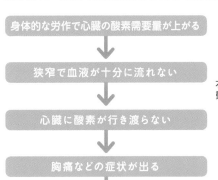

身体的な労作で心臓の酸素需要量が上がる

⬇

狭窄で血液が十分に流れない

⬇

心臓に酸素が行き渡らない

⬇

胸痛などの症状が出る

⬇

硝酸薬を服用すると症状が緩和する

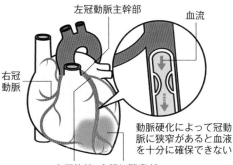

左冠動脈主幹部　血流

右冠動脈

動脈硬化によって冠動脈に狭窄があると血液を十分に確保できない

左回旋枝　心臓に酸素が行き渡らない

冷えや食事、精神的興奮も酸素需要量が上がり、発作の誘因となる場合がある。

運動負荷試験

運動することでわざと心臓を虚血状態にして、心電図の変化を観察する。

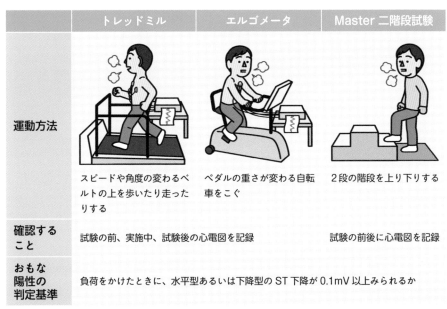

	トレッドミル	エルゴメータ	Master 二階段試験
運動方法	スピードや角度の変わるベルトの上を歩いたり走ったりする	ペダルの重さが変わる自転車をこぐ	2段の階段を上り下りする
確認すること	試験の前、実施中、試験後の心電図を記録		試験の前後に心電図を記録
おもな陽性の判定基準	負荷をかけたときに、水平型あるいは下降型のST下降が0.1mV以上みられるか		

注意）不安定狭心症や急性心筋梗塞が疑われる場合や、重篤な不整脈、大動脈弁狭窄症、重症の心不全患者には実施しないこと。

冠攣縮性狭心症

POINT
- 血管が一時的にけいれんを起こした状態
- 冠攣縮の誘因を避けることで予防する
- 夜間から早朝、安静時に起こりやすい

血管が一時的にけいれんを起こすことで出現する

　冠攣縮性狭心症は一時的に血管がけいれんを起こして血管の内腔が狭くなることで狭心症状を引き起こす症状のことです。冠攣縮を起こす原因ははっきりと解明されていません。しかし、軽度な動脈硬化や炎症など、血管壁の傷害によるものや、血管の筋肉の収縮過敏が考えられています。

　いずれも過度な飲酒、喫煙、寒冷刺激、ストレスなどが誘因であるため、こうした生活習慣を避けることが治療を行う上で大切になります。

発作を誘発させる試験を行う

　冠攣縮性狭心症は夜間から早朝時や安静時にも起こりやすく、前胸部の締めつけ感、圧迫感などの症状があります。持続時間は数分から15分程度で、飲酒や早朝時の運動で生じることがあります。

　症状が出ていない安静時に心電図を見ても診断がつかないことがほとんどです。そのため、冠攣縮性狭心症が疑われる場合にはホルター心電図（P.86参照）が適応されます。24時間観察すると発作時に ST上昇 または ST下降 がみられます。

　ほかにも確定診断として、心臓カテーテルによる冠攣縮薬物誘発試験を行い、冠攣縮発作を誘発させる方法があります。誘発試験によって冠動脈に複数の高度な攣縮を起こす場合、生命に関わる不整脈を引き起こす可能性があるといわれています。また、薬物療法では、発作時に服用する硝酸薬や発症頻度が多い場合は Ca拮抗薬 の投与を行います。

 試験に出る語句

狭心症状
狭心症の症状。おもに胸の痛みや締めつけられるような圧迫感、重圧感などの症状を指す。ときに背部、上腹部などの痛みを伴う。

Ca 拮抗薬
血管を広げる作用があるため狭心症の症状緩和や予防、高血圧の治療薬として用いられている。

 キーワード

ST上昇、ST下降
心電図において、通常S波は基線よりも下にあり、T波は上にある。ST上昇ではS波T波ともに基線よりも上がり、ST下降では基線よりもST部分が下がる。

メモ

寒冷刺激
冠攣縮性狭心症は寒い時期の発作が多く、暖かくなると発作が減る患者さんが多い。そのため、寒いと血管がけいれんしやすいのではないかと考えられている。

冠攣縮性狭心症のしくみ

冠動脈の攣縮によって起こる狭心症で夜間から早朝、安静時に起こることが多い。

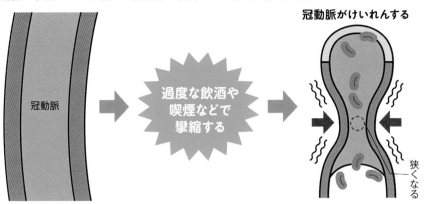

冠動脈がけいれんする

冠動脈

過度な飲酒や
喫煙などで
攣縮する

狭くなる

ST上昇とST下降

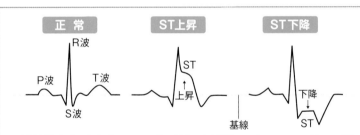

冠攣縮性狭心症は心電図において ST 上昇や ST 下降がみられることがある。ST 上昇では ST 部分が基線よりも上に、ST 下降では基線よりも下に現れる。

---

column

冠攣縮性狭心症の発症は人種や性別によって違う？

　冠攣縮性狭心症の原因は解明されていないものの、要因には喫煙、寒冷、飲酒などが挙げられます。通常は自然に改善しますが、突然死との関連も示唆されています。発症年齢は比較的若く、40〜50代にみられ、喫煙している男性に多いといわれています。また、欧米人に比べると日本人のほうが発症頻度の高い病気といわれてきました。しかし、近年は日本人だけでなく欧米人の発症も増加傾向にあるといわれています。発作発生時に特徴があり、日本人の場合は夜間から早朝にかけての発作が多いのに対して、欧米人は好発時間が特定されず、終日発作が起こっているとの研究報告もあります。さらに、女性では閉経後に微小冠動脈の攣縮が多くみられるともいわれています。

急性冠症候群(心筋梗塞・不安定狭心症)

POINT ▶
- 冠動脈の血流が完全に途絶えて心筋の壊死を起こした病態
- 突然発症し激しい痛みを伴う
- 細胞の壊死が起こるため早急に血流を回復する必要がある

心筋の壊死が起こり生命に関わる

　心筋梗塞は冠動脈の血流が途絶えて、酸素不足をきたすことで心筋の壊死が起こる病気です。冠動脈は心臓に血液と酸素を送っています。動脈硬化になると血管が硬くなり、コレステロールやカルシウムなどのプラークが形成されます。蓄積されたプラークは、ドロドロとした粥状で薄い膜で覆われているため、不安定で剥がれやすくなっています。

　何らかの刺激によってプラークに傷がつくと、プラークが破裂します。その部分に血小板が集まることで血の塊（血栓）がつくられ、血管内の血流が完全に閉塞することで発症します。

20分以上続く胸痛に注意

　心筋梗塞は突然発症し、激しい痛みを伴います。胸痛による発汗や悪心、嘔吐、呼吸困難などの症状がみられます。また、痛みは胸部だけでなく、顎、上腕、左肩などでもみられます（放散痛）。

　数日から数週間前に狭心症の発作や胸部の不快症状があることも少なくありません。このような症状が安静時でも20分以上続く場合、心筋梗塞の可能性が高いといえます。

　心筋梗塞は発作と同時に細胞の壊死が始まるため、治療は時間との勝負です。すぐに血流を改善する必要があります。細胞が壊死を起こすと元の状態には戻りません。一刻も早く迅速で的確な処置が必要です。

　ちなみに、発症後、1か月以上経過した心筋梗塞は陳旧性心筋梗塞と呼ばれます。

試験に出る語句

壊死
血液の流れが滞り、酸素や栄養素が不足することにより、体の一部の組織が死んでしまうこと。

コレステロール
脂質の一種。血液中だけでなく、脳や内臓などにもあり、全身の細胞膜の成分となっている。

血小板
血液に含まれる細胞成分。血管が破れると出血を起こすが、血小板は破れている傷口に集まって血液を止める止血作用を持つ。

メモ

悪心
上腹部の不快感や吐き気のこと。

放散痛
病気の原因となっている部位とは違う部位に痛みが現れること。

心筋梗塞の状態

心筋梗塞とは冠動脈の血管が詰まり、血流が途絶え、心筋の壊死をきたした状態である。

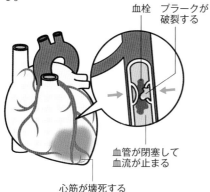

血栓　プラークが破裂する

血管が閉塞して血流が止まる

心筋が壊死する

心筋梗塞の症状

冷汗を伴った苦しそうな表情	痛みによる精神的緊張で冷汗が出る
放散痛	上腕、左肩、顎などに痛みが出る
20分以上継続する胸の痛み	前胸部に、締めつけられる、焼けるような痛みが出る。硝酸薬も効果がない
悪心・嘔吐	心臓にある迷走神経への刺激が間接的に嘔吐中枢を刺激してしまう
呼吸困難	左心不全による肺うっ血によって起こる

心筋梗塞と狭心症の違い

心筋梗塞　　　　　　　　　　　狭心症

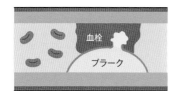

血栓

プラーク

プラーク

病態

冠動脈が血栓によって詰まり、血流が途絶えた状態。血液が流れないため、心臓の虚血状態が長く続き、心筋が壊死する。

発作の様子

体の動きとは関係なく発作が起こり、30分以上持続する。

病態

冠動脈がプラークによって狭くなり、血液が流れづらくなっている状態。

発作の様子

体を動かしたときや安静時に、短時間（数分ほど）の発作が起こる。

狭心症は一過性の心筋虚血であるのに対し、心筋梗塞は血管が完全に詰まることで心筋虚血が持続し、心筋壊死を引き起こす状態を指す。どちらもおもな原因は動脈硬化であるが、狭窄、閉塞、虚血状態などから判断する。

心不全

- 心臓のポンプ機能が低下する病態
- 急性心不全と慢性心不全の2つに分けられる
- 高齢化に伴い心不全が増加傾向にある

心機能が低下することで症状が出現

　心不全は病名ではなく、心臓のさまざまな病気によって心臓の機能が悪くなってしまう状態をいいます。原因となるおもな病気には、狭心症や心筋梗塞などの虚血性心疾患（P.100参照）や弁膜症（P.138参照）、心筋症（P.152参照）、高血圧などがあります。

　心不全では、血液を心臓から全身に送り出すポンプ機能がうまく働かずに、血液の循環が滞ってしまいます。そのため、心臓が十分な血液を送り出せない状態になります。病態によって異なりますが、おもな症状は呼吸困難、息切れ、疲労感、意識障害、浮腫などがみられます。

急性と慢性の2種類がある

　心不全は、急性心不全と慢性心不全に分けられます。急性心不全は、心臓のポンプ機能が急速に低下して起こります。重症になると生命の危険を伴うこともあります。

　一方、慢性心不全では心臓のポンプ機能が徐々に悪化し、動悸や息切れなどの症状が現れることがあります。

　人口の高齢化を背景に高齢者の心不全が増加しています。加齢に伴い、心臓の筋肉が硬くなり弾力性がなくなることで、血液が左心房から左心室へ流れにくくなります。すると大動脈から出ていく血液量（心拍出量）が減り、肺で血液が滞って、うっ滞を引き起こします。

　心不全につながる病気では、高血圧が大きな原因といわれています。血圧の高い状態は心臓への負担が大きいので、心不全リスクが高いのです。

試験に出る語句

浮腫
いわゆる「むくみ」のこと。何らかの原因によって細胞間の水が異常に増加してしまい、体の外に排泄されずに溜まっている状態（P.52参照）。

動悸
心臓の拍動を自覚する症状。胸がドキドキする、脈が飛ぶ、心臓の強い拍動など、感じ方には個人差がある。

キーワード

意識障害
何らかの原因により意識が清明ではない状態。

メモ

心不全の分類
進行速度で分類すると急性心不全、慢性心不全に分けられる。心機能の低下で分類すると収縮不全、拡張不全に分けられる。症状や身体所見で分類すると左心不全、右心不全に分けられる。大半の心不全は心拍出量の低下に伴うものであるが、心拍出量が増加することで起こる高拍出心不全もある。

心不全とは

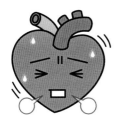

心不全ってどういうこと？

心不全とは
さまざまな要因によって心臓の機能が悪くなってしまう状態。疾患名ではなく病態を指す。

原因
- 狭心症
- 心筋梗塞
- 虚血性心疾患
- 弁膜症
- 心筋症
- 高血圧　など

症状
- 呼吸困難
- 息切れ
- 疲労感
- 意識障害
- 浮腫　など

心不全の分類

進行速度	心機能	症状・所見
・急性心不全 ・慢性心不全	・収縮不全 ・拡張不全	・左心不全 ・右心不全

心不全は、進行速度から見たもの、心機能の状態から見たもの、症状や身体所見から見たもので、上記のように分類できる。心不全は心拍出量の低下に伴うものが大半だが、心拍出量が増加して起こる高拍出心不全もある。

心不全の薬物療法

［ 目的別に使用する薬物 ］

症状改善	利尿薬、硝酸薬
悪化を防ぐ、余命を伸ばす	ACE 阻害薬、ベータ遮断薬、アルドステロン拮抗薬、ARB、ARNI、SGLT2 阻害剤

［ 症状別に使用する薬物 ］

血圧を上昇させるホルモンの抑制	ACE 阻害薬、アルドステロン拮抗薬、ARB
水分を排泄しむくみや息苦しさをとる	利尿薬
心臓のポンプ作用を強める	強心薬
血圧を下げる・脈拍を遅くする	ベータ遮断薬

症状によって使用する薬剤が違うため、複数の薬剤を併用することもある。完治はできないが、適切な治療を継続して心機能を改善することは可能。

急性心不全

POINT ▶
● 心機能が急激に低下する病態
● 慢性心不全から急性憎悪として発症する
● 突然の心機能低下から心停止を起こす可能性がある

急激に心臓の機能が低下する

　急性心不全とは、心臓のポンプ機能が急激に低下することで血液の循環が維持できない状態になったり、血流が滞ったりしてしまうことで、各臓器や末梢に十分な血液を送り出せない状態をいいます。

　急性心不全には、慢性心不全からの急性憎悪（きゅうせいぞうあく）といった急性症状を発症するケースがあります。原因として多いのは心筋梗塞などの虚血性心疾患（P.100参照）です。心臓を動かすために必要な酸素や栄養素を届けられず、心臓の筋肉の一部が酸素不足となることが要因となることがあります。

　慢性心不全からの急性症状を発症するケースでは、高血圧、弁膜症、不整脈、感染症などが誘因となります。

重症な場合は心停止を起こす

　急性心不全の症状には、呼吸困難、咳、胸部の痛みや圧迫感、脈拍増加、血痰、冷汗、浮腫などがみられます。

　また、酸素が十分に行き届かない状態から低酸素血症を引き起こし、チアノーゼや呼吸困難などの症状が出現します。こうした突然の心機能低下から血圧が下がり、ショック状態や意識障害などが現れて、心停止に至る可能性があります。

　心不全は病気そのものをいうのではなく、心臓の機能が低下した結果です。治療方法では、心不全になった原因をはっきりさせて、その病気の治療を行うことが大切です。

 試験に出る語句

低酸素血症
動脈血中の酸素が不足した状態。酸素を取り込むための呼吸、酸素を運ぶための血液、血液を循環させるためのポンプ機能のいずれかに異常があることを指す。

 キーワード

急性憎悪
症状が急激に悪化すること。

急性症状
急性期のことを指す。病気やけがによる症状が急に発症すること。

 メモ

治療方法
急性心不全においては、早急に呼吸及び血行動態の安定化をし、症状の改善を図る必要がある。急性心筋梗塞なら再灌流療法、心タンポナーデなら心膜穿刺、徐脈性不整脈なら一時ペーシング、急性大動脈解離なら外科的手術を行う。

急性心不全に有用な分類

[Killip 分類]

Ⅰ度	心不全の兆候はなく、自覚症状もない
Ⅱ度	軽～中等度の心不全（肺ラ音聴取領域：全肺野の 50%未満）。軽～中等度の呼吸困難の訴えがみられる
Ⅲ度	重症心不全、肺水腫（肺ラ音聴取領域：全肺野の 50% 以上）。高度の呼吸困難を訴え、多くの場合喘息を伴う
Ⅳ度	心原性ショック（チアノーゼ、意識障害）。血圧が 90mmHg 未満で四肢に冷感があり、乏尿

うっ血所見の有無で重症度を分類したもの。聴診所見による分類で、短時間で評価できる。急性心不全にも有用とされる。

[Nohria-Stevenson 分類]

	なし	あり
末梢循環不全所見の有無 なし	A 型 dry-warm	B 型 wet-warm
あり	L 型 dry-cold	C 型 wet-cold
	うっ血所見の有無	

末梢循環不全所見	うっ血所見
● 小さい脈圧	● 起坐呼吸
● 四肢の冷感	● 頸静脈圧の上昇
● 傾眠傾向	● 浮腫（むくみ）
● 低ナトリウム血症	● 腹水
● 腎機能悪化	● 肝経静脈の逆流

急性心不全の重症度評価の 1 つ。慢性心不全にも有用とされている。

[Forrester 分類]

心拍数（L/min/m²）

Ⅰ群 正常	Ⅱ群 肺うっ血
Ⅲ群 末梢循環不全	Ⅳ群 肺うっ血＋末梢循環不全

心係数　22

肺動脈楔入圧（mmHg）　18

心不全の重症度を血行動態の指標をもとに分類したもの。急性心筋梗塞に伴う急性心不全の予後分類だったが、急性心不全にも使われるようになった。

慢性心不全

POINT ▶
- 徐々に心臓の機能が低下していく病態
- 急性憎悪になると急激に悪化する
- 憎悪する因子を取り除き症状の緩和に努める

長期間かけて心臓のポンプ機能が低下していく

慢性心不全とは、心筋梗塞（P.108参照）や不整脈（P.116参照）、弁膜症（P.138参照）などの病気によって徐々に心臓の機能が低下していく病態のことです。

心臓は体の隅々まで血液を送り続けるポンプの働きをしています。しかし、何らかの原因によって全身に必要な血液を送ることができなくなることがあります。この状態が心不全です。

心不全が進行すると息切れや動悸などが症状として現れ、それが長期間経過していくと肺や全身に過剰な体液を貯留させて呼吸困難や浮腫などを引き起こし、日常生活に影響を及ぼします。このような状態が進行していく状態を慢性心不全といいます。進行すると夜間息苦しさで目が覚めたり、安静にしていても息切れしたりすることがあります。

急激に悪化し心停止を引き起こす

慢性心不全は高血圧、不整脈、感染や過労、ストレスなどが憎悪因子となって、あるとき突然急性憎悪といった状態になることがあります。また内服の状態や生活環境の変化によっても起こります。

急性憎悪は急激に悪化するため、ショックや心停止を引き起こす場合があります。寛解と憎悪を繰り返していくたび、心臓の機能は低下します。

治療方法はまず症状の緩和が優先され、生活管理と薬物治療が行われます。そのためにはまず、原因となっている心臓病の治療から行います。

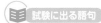 試験に出る語句

体液
生体内にある液体成分。細胞内や体腔内などにある。

寛解
病気の状態が一時的によくなったり、改善されたりした状態。

 メモ

治療方法
血行動態の安定化や症状の改善を長期間行う。重症度に応じた治療を行い、QOLを向上したり、心不全の増悪を予防したり、予後の改善を目標とする。

慢性心不全の進展

ステージ	リスク・疾患・症状など
ステージ A 心不全の症状はないが リスクは高い	高血圧、動脈硬化症疾患、糖尿病、肥満、メタボリックシンドロームなどのリスクがある
ステージ B 心不全の症状はないが 器質性心疾患はある	陳旧性心筋梗塞、左室リモデリング（肥大や駆出率低下）、弁膜症などがみられる
ステージ C 心不全の症状はあるが 治療すれば治る	息切れ、易疲労感、運動耐容能低下などの症状がある
ステージ D 治らない心不全	内科的治療を最大限行っても、安静時に症状が出現する、入退院を繰り返すといった状態

慢性心不全の原因になりうる疾患には心筋梗塞や不整脈、弁膜症、高血圧、心筋症、先天性心疾患などがある。
慢性心不全を起こすと息切れや疲労感、浮腫、動悸、手足の冷感などが出現するようになる。

ステージ別の治療方法

ステージA	ステージB	ステージC	ステージD
危険因子を持っている高血圧患者や糖尿病患者には、ACE阻害薬やARBを投与する。	ACE阻害薬またはARBを投与する。心房細動による頻脈がある場合はジギタリス製剤を投与する。	ACE阻害薬またはARB、ベータ遮断薬を投与する。症状や所見によって、利尿薬やスピロノラクトンなどを投与する。	心臓移植の適応を検討する。予後の改善がみられない場合は末期医療ケアを行う。

不整脈

● 正常な洞調律が妨げられた状態を不整脈という
● 規則正しい拍動が損なわれ、心停止に至ることがある
● おもな不整脈の種類として頻脈性と徐脈性に大別される

洞結節からの電気刺激異常によって起こる

　不整脈とは、心臓の正常な電気の流れに異常が起こっている状態をいいます。通常は、心臓のペースメーカーの役割を担っている洞結節によって、毎分50〜100回のリズムで心臓を拍動させています。

　このような働きを刺激伝導系（P.20参照）といいます。しかし電気信号の伝達がうまくいかなかったり、異常に興奮した刺激を受けたりすることで、心臓が正常に機能しなくなりポンプのリズムが狂ってさまざまな症状が現れます。

　また不整脈は、経過観察でよいものから治療を必要とするもの、心停止に至るものがあります。

頻脈性、徐脈性に大別される

　不整脈は、頻脈性不整脈と徐脈性不整脈の2つに大きく分かれています。頻脈は心拍数が100回/分以上、徐脈は心拍数が50回/分未満のことです。頻脈性の不整脈は、上室（心房）頻拍と心室頻拍にさらに分けられます。

　不整脈には、生理的に起こるものと病気によって起こるものがあり、疲労や睡眠不足、ストレスによっても現れることがあります。そのため、必ずしも病気につながるわけではありません。症状も個人差が大きく、症状が出現しないものもあります。

　おもな症状に、動悸、めまい、胸痛、倦怠感などがあります。脳への血流が一時的に滞ることで脳虚血が起こると、失神を引き起こすこともあります。

試験に出る語句

心停止
心臓の動きが停止している状態。心停止が起こると全身の臓器に血液が流れなくなり、酸素不足に陥ることで全身の細胞が死んでしまい死に至る。

キーワード

上室（心房）頻拍
突然脈拍数が上がり、発作的に頻脈が起こる状態。頻拍によって血圧が下がると失神することもある。発作性上室頻拍とも呼ぶ（P.120参照）。

心室頻拍
心室が1分間に120回以上興奮する状態。心臓の病気によって発症する器質性心室頻拍と、心臓に病気がないのに発症する特発性心室頻拍に分けられる。

失神
一次的に血圧の低下が起こることで、脳の血流も低下し引き起こされる意識消失のことをいう。通常は数秒から数分以内に意識は回復する（P.50参照）。

不整脈の原因と種類

不整脈にはさまざまな種類があり、原因も異なる。

原 因	おもな種類
洞結節が過度に興奮して電気信号を出しすぎる	洞性頻脈
洞結節の働きが低下してしまう	洞不全症候群（→ P.134）
房室接合部から電気信号が出てしまう	接合部期外収縮
心房や心室から電気信号が出てしまう	心房期外収縮（PAC）（→ P.118） 心室期外収縮（PVC）（→ P.128）
副伝導路ができるなど、通常とは違う電気信号の通り道ができてしまう	心房粗動（AFL）（→ P.126） 心房細動（AF）（→ P.124） 発作性上室頻拍（PSVT）（→ P.120） 心室頻拍（VT）（→ P.130） 心房期外収縮（PAC）（→ P.118） 心室期外収縮（PVC）（→ P.128）

不整脈の治療

不整脈の種類によって治療法が異なる。

期外収縮

上室期外収縮
心室期外収縮

経過観察

基本は経過観察が行われる。期外収縮（P.46参照）の出現頻度が多い、興奮頻度が多い、自覚症状が強い場合などは薬物治療またはカテーテルアブレーションを行うこともある。

頻 脈

上室頻拍
心房粗動
心房細動

薬物療法

重度の場合はカテーテルアブレーションを行う。

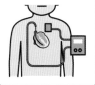

心室頻拍
心室粗動
心室細動

薬物療法

重度の場合はカテーテルアブレーション。とくに重度の場合は植え込み型除細動器での治療を行う。

徐 脈

洞停止
洞房ブロック
房室ブロック

ペースメーカー植え込み術

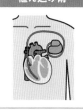

心房期外収縮

POINT ▶
- 通常は無症状で日常的によく起こる
- 強い症状がある場合は治療の対象となる
- 心電図ではＰ波が出現する

疲労やストレス、加齢などが原因で起こる

　心房期外収縮は、洞結節よりも早く、心房から電気的興奮が起こることで出現します。日常的によく起こるもので、通常は無症状ですが、自覚症状としては「脈が飛ぶ」「胸が詰まる」といった訴えが多くみられます。

　とくに心房は自律神経の影響を受けやすく、疲労やストレス、飲酒、カフェインなどの摂取が引き金となり起こることがあります。また加齢に伴って増加傾向にあることから、加齢現象ともいわれています。心房期外収縮の原因となる病気としては、弁膜症（P.138参照）や心筋症（P.152参照）、高血圧（P.174参照）など、心房に負担がかかることで起こるものがあります。

心房細動の引き金になることも

　治療に関しては、強い症状が出現しない限りは、治療は行われません。しかし、心房期外収縮が頻繁に起こり動悸などの症状が強い場合は、交感神経の興奮を抑える抗不整脈薬の服用が選択されます。そのほか、症状の誘因となっているものを取り除くことが大切です。

　まれに、心房細動の引き金となることがあります。とくに高齢者の場合は心房細動が隠れている可能性があるので注意します。

　心電図上では、早期に心房の収縮を表すＰ波が出現するのが特徴です。通常は単発で出現することがほとんどですが、３連発以上の波形がみられる場合は、心房細動に移行しやすいといわれています。

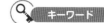

キーワード

自律神経
内臓や血管などの働きを調整している神経のこと。自律神経には交感神経と副交感神経がある。

交感神経
交感神経は日中や活動しているときに優位になる。交感神経が強く働くと血圧上昇、瞳孔拡大など、心身ともに興奮状態となる。

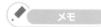

メモ

抗不整脈薬
通常は無症状であり、良性であることから治療しないが、自覚症状が強い場合はベータ遮断薬やNaチャネル遮断薬を使用した薬物治療を行うこともある。

心房期外収縮のしくみ

洞結節からの興奮よりも早期にP波が出現。通常は無症状であり、特に治療を必要としない場合が多い。

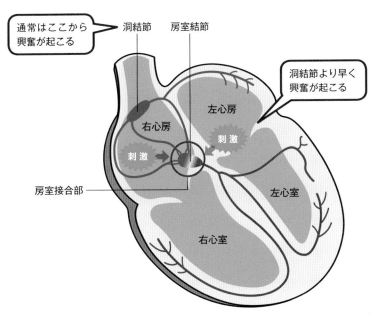

房室結節から発生する心房期外収縮と、房室接合部付近で発生する房室接合部期外収縮を合わせて上室期外収縮とも呼ばれる。

心房期外収縮の心電図

形の異なるP波が出現し、P波以降は正常通り刺激が伝わる。そのため心電図ではQRS波が正常な形で現れる。

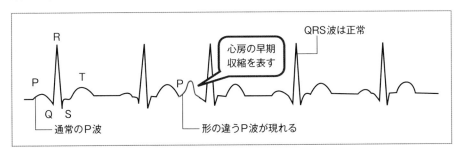

発作性上室頻拍

POINT ▶
- 突然起こり、突然消失する動悸のこと
- 副交感神経を刺激する治療法を試みる
- 血行動態が不安定な場合は電気的除細動を行う

頻脈が突然始まり突然停止する

　発作性上室頻拍とは、房室結節や副伝導路を介したリエントリーによる上室性の頻拍をいいます。リエントリーとは、房室結節内やその近くに、電気的興奮を伝える回路が新たに形成されることで、その部位に異常な興奮が繰り返し伝わり、旋回することで起こる現象です。

　毎分150～250回程度の頻脈が突然起こり、突然止まるのが特徴です。1分以内で治まったり、何時間も持続したりすることがあります。

　心臓に余分な電気経路が発生したり、生まれつきリエントリー回路を有していたりすることによって生じます。

血行動態によって治療法は異なる

　心電図の特徴としては、毎分150回以上の頻脈とQRS幅が狭く、間隔がほぼ一定、P波はQRS波直後にみられることがあります。

　治療法としては、迷走神経を刺激する方法で副交感神経を刺激して房室からの伝導を抑制させます。その方法には、息を大きく吸って息止めをするバルサルバ法や顔を冷水につける方法などがあります。

　改善がみられない場合は、薬物治療が選択されます。しかし、発作時に血圧の低下がみられた場合や血行動態に不安定な状態がみられた場合は、電気的除細動が行われます。

　根治術としては、治療部位に高周波の電流を流して焼灼するカテーテルアブレーション治療が確立されています。

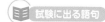

試験に出る語句

副伝導路
心臓に電気的な刺激を伝える正常な伝導路ではなく、心房と心室の間にある房室結節以外の伝導路のこと。抜け道のような役割を持つ（P.122参照）。

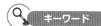

キーワード

上室
心房や洞結節、房室結節など、心室よりも上のほうにある部位のこと。

迷走神経
神経の経路が複雑であり、さまざまな器官に分布している。排尿時に血圧低下をきたして失神を起こしたり、迷走神経の過緊張によって一時的に心停止を引き起こしたりすることがある。

副交感神経
副交感神経は夜間の神経とも呼ばれる。副交感神経が優位になると、血圧低下、瞳孔収縮、血管の緩み、リラックス状態となる。

発作性上室頻拍のしくみ

電気刺激が旋回し、脈拍が増加する。突然始まり、突然終わる。

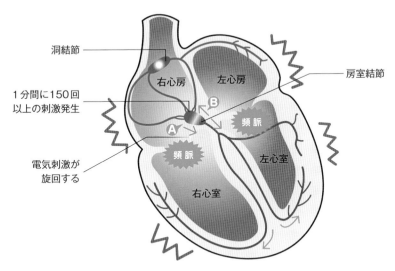

洞結節

右心房　左心房

房室結節

1分間に150回
以上の刺激発生

Ⓑ

頻脈

Ⓐ

頻脈

左心室

電気刺激が
旋回する

右心室

房室結節に伝導路が2本ある。Aを通った電気刺激が心室のほうへ行かず、Bを逆流してまたAに戻ることを繰り返す。

発作性上室頻拍の心電図

QRS波の間隔はほぼ一定だがQRS幅が狭くなる。P波はQRS直後にみられたり、QRS波に埋もれることもある。

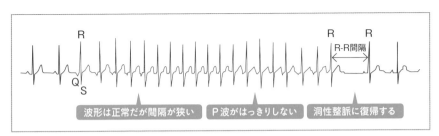

R

Q
S

R　R

R-R間隔

波形は正常だが間隔が狭い　P波がはっきりしない　洞性整脈に復帰する

期外収縮が3連発以上起こったことをきっかけに上室頻拍が発生している様子。自然に停止したあと、R-R間隔が伸びてしばらく休止し、その後通常の心電図に戻る。

WPW症候群

POINT ▶
- 心房と心室を余分に連結する副伝導路が存在している
- 房室回帰頻拍を引き起こすことがある
- 心電図上にはデルタ波が出現する

本来の伝導路以外の伝導路を持つ

WPW症候群は、本来の刺激伝導系（P.20参照）とは別に、心房と心室をつなぐ副伝導路（ケント束）を持った状態をいいます。副伝導路は刺激の伝達速度が速いため、洞調律（P.84参照）の際に早期の心室興奮が起こります。

副伝導路は心臓の左側にできることが多いとされていますが、場所によって3つの型に分けられます。左心房と左心室をつなぐ場合はA型、右心房と右心室をつなぐ場合はB型、中隔から房室をつなぐ場合はC型となります。

WPW症候群の人はこれらの副伝導路を生まれつき持っていることが多く、通常は無症状で検診によって発見されることがあります。

ときどき頻脈発作を起こすことがあり、心電図では房室回帰頻拍がみられます。期外収縮（P.46参照）をきっかけに毎分150〜250回の頻脈が始まり、突然終わるのが特徴です。

自覚症状がなければ経過観察

心電図上では、デルタ波、PQ間隔の短縮、幅の広いQRS波がみられます。とくに副伝導路を通じた、心室の早期興奮を表すデルタ波が特徴的です。

自覚症状がなければ経過観察をしますが、発作時は薬物治療が行われます。

根治治療としてはカテーテルアブレーションで、原因となる副伝導路を焼灼します。また、血行動態が不安定な場合は電気的除細動が行われることがあります。

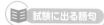
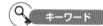

WPW症候群のしくみ

心房と心室の間に余分な副伝導路（ケント束）があることによって、電気的興奮がすぐに心室に伝わってしまい、早期に心室筋が興奮する状態。

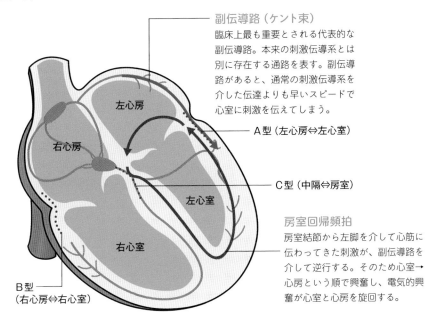

副伝導路（ケント束）
臨床上最も重要とされる代表的な副伝導路。本来の刺激伝導系とは別に存在する通路を表す。副伝導路があると、通常の刺激伝導系を介した伝達よりも早いスピードで心室に刺激を伝えてしまう。

A型（左心房⇔左心室）

C型（中隔⇔房室）

房室回帰頻拍
房室結節から左脚を介して心筋に伝わってきた刺激が、副伝導路を介して逆行する。そのため心室→心房という順で興奮し、電気的興奮が心室と心房を旋回する。

左心房

右心房

左心室

右心室

B型
（右心房⇔右心室）

WPW症候群の心電図

心房と心室の間に余分な伝導路があり、これを介しての刺激が起こって頻脈が発生。PQ時間が短縮し、デルタ波をつくる。

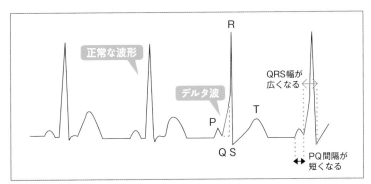

正常な波形

デルタ波

R

QRS幅が
広くなる

P

T

Q S

PQ間隔が
短くなる

デルタ波が出ることで、副伝導路を経由した刺激が本来の伝導路の刺激より先に心室に伝わりPQ間隔が短くなる。そしてPQ間隔の短縮によってQRS幅が広くなる。

心房細動

POINT ▶
- 心房が細かく震える不整脈のこと
- 加齢とともに増加傾向にある
- まずは血栓予防で症状を抑える

血栓をつくりやすいため脳梗塞に注意

　心房細動(しんぼうさいどう)は、心房の各部位が不規則に興奮することで起こります。心房が細かく震えると脈のリズムはバラバラになります。そして心房の震えによって心房内の血流がうっ滞を起こし、血栓がつくられやすくなるのです。流出した血栓が末梢の血管に詰まり、血栓塞栓症が生じやすくなるため注意が必要で、脳梗塞を発生させる恐れがあります。

　心房細動は加齢とともに増加する傾向があり、80歳以上では約1割以上にあるといわれています。おもな要因は左房負荷で、とくに左心房にある左心耳の血流が滞って血栓が形成されやすくなります。発症に気づかず放置すると脳梗塞を起こすことがあります。心筋症や弁膜症、高血圧などは左房負荷が発症の誘因となりやすい病気です。ほかにも甲状腺機能亢進症やアルコール、過労、ストレスなども心房細動を引き起こす要因となります。

無症状で経過するため検診で発見される

　心電図上ではR-R間隔が不規則であり、正常なP波がありません。おもな症状に動悸、息切れなどがありますが、無症状で経過して気づかないこともあり、検診で指摘されるケースは少なくありません。

　心房細動の治療は血栓を予防し、症状を抑えることで、薬物療法が主体です。血栓を防ぐために血液をサラサラにする薬剤と脈拍数を抑える薬剤、洞調律への復帰を目指す薬剤の3つに分けられています。また、最近はカテーテルアブレーションによる治療も多く行われています。

試験に出る語句

血栓塞栓症
血液中に形成された血栓が詰まり、血管が閉塞した状態。

甲状腺機能亢進症
甲状腺が活発に活動している状態。血液中に甲状腺ホルモンが多く分泌されることで甲状腺の腫れ、頻脈、眼球突出などがみられる。

キーワード

脳梗塞
脳の血管が細くなったり、血栓が血管に詰まったりすることで起こる。脳に酸素や栄養が届かず、脳の神経細胞が壊死し、さまざまな症状が現れる。心房細動から起こる脳梗塞は心原性脳塞栓症と呼ばれ、左心耳でつくられた血栓が流出して脳血管に詰まる。意識障害や片麻痺を起こし、予後不良とされている。

左房負荷
左心房に負荷がかかり、心電図上でP波が変化すること。

左心耳
犬の耳のように垂れた臓器。心臓の左前側にある。心臓の内側から見ると出っ張っており、その形状から血流がうっ滞しやすく、血栓もできやすい。

心房細動のしくみ

心房細動では、心房が不規則に細かく震えることで血液がよどみ血栓がつくられる。

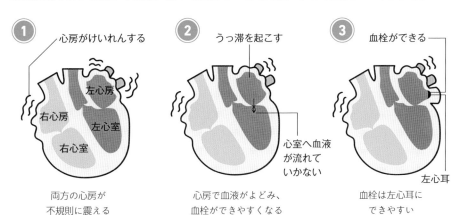

1 心房がけいれんする

左心房
右心房
左心室
右心室

両方の心房が
不規則に震える

2 うっ滞を起こす

心室へ血液
が流れて
いかない

心房で血液がよどみ、
血栓ができやすくなる

3 血栓ができる

左心耳

血栓は左心耳に
できやすい

心房細動の心電図

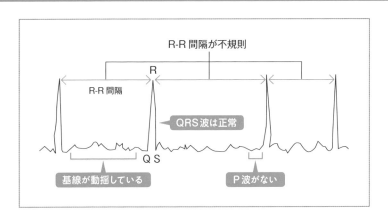

R-R 間隔が不規則

R

R-R 間隔

QRS波は正常

Q S

基線が動揺している

P 波がない

使用する薬剤

血栓を防ぐもの	ワルファリン、直接作用型経口抗凝固薬
脈拍を抑えるもの	ベータ遮断薬、Ca 拮抗薬、ジギタリス
洞調律への復帰を目指すもの	Na チャネル遮断薬、アミオダロン

心房粗動

POINT
- 1分間に300回程度の速さで心房が興奮する
- 血栓がつくられやすいため、脳梗塞に注意
- カテーテルアブレーションで約95%以上は治癒する

心房粗動からの脳梗塞

心房粗動とは、規則的ではあるものの、心房が通常よりも速いペースで動く状態です。心房細動（P.124参照）と同じような病態ですが、大きな違いとしてはリズムが一定の場合もあることや、右心房で起こるということが挙げられます。

脈拍は整っているように観察されますが、1分間に300回程度の速さで心房が興奮して震えるように動くため、血液をうまく心室へ送り出せなくなります。心房細動と同様に左心耳の血流が悪くなることで血栓を形成しやすく、つくられた血栓が末梢に向かって流れることで脳梗塞などを引き起こす可能性があります。

おもな症状に動悸が認められます。心電図上ではP波の消失とF波がみられ、のこぎりの歯のような波形が確認できます。高血圧や弁膜症、心筋症があると左心房に負荷がかかるので心房粗動が起こりやすくなります。

根治治療としてカテーテルアブレーションを行う

治療方法は、薬物療法とカテーテルアブレーションの2つに分かれます。血行動態が良好な状態であれば心拍数を調整する薬物治療が用いられ、症状が強い場合はカテーテルアブレーションが行われます。これは心房粗動の発生部位である三尖弁周辺と下大静脈にかけて焼灼する方法です。

この方法で約95%以上は根治が望めます。治療時間も約1時間程度のため、心房粗動を繰り返す人や症状が強い人に行われています。

試験に出る語句

F波
心房粗動の際にみられるノコギリ状の規則的な波形のこと。陰性鋸歯状波とも呼ばれる。

キーワード

カテーテル
アブレーション
治療用のカテーテルを使用し、不整脈の原因となっている異常な電気興奮の発生箇所を焼き切る方法。

メモ

三尖弁周辺
心房粗動では、心房内で起こった電気的興奮が旋回（リエントリー）する。旋回の仕方によって通常型、非通常型、逆方向性通常型などに分けられる。最も一般的なのは通常型で、旋回部位は三尖弁の弁輪付近となる。三尖弁と下大静脈の間を必ず旋回するため、その部分を焼灼すると約95%以上の根治が見込める。

心房粗動のしくみ

心房粗動は、脈が速くなりやすい状態。1分間に300回程度の速さで興奮が発生する。

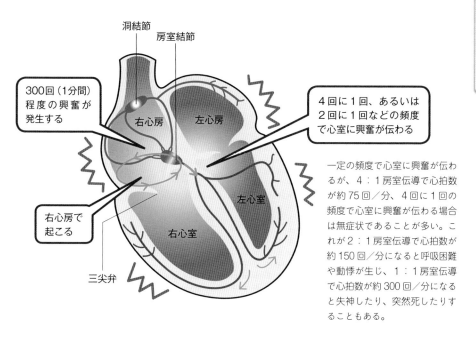

洞結節

房室結節

300回（1分間）程度の興奮が発生する

右心房

左心房

右心房で起こる

左心室

右心室

三尖弁

4回に1回、あるいは2回に1回などの頻度で心室に興奮が伝わる

一定の頻度で心室に興奮が伝わるが、4：1房室伝導で心拍数が約75回／分、4回に1回の頻度で心室に興奮が伝わる場合は無症状であることが多い。これが2：1房室伝導で心拍数が約150回／分になると呼吸困難や動悸が生じ、1：1房室伝導で心拍数が約300回／分になると失神したり、突然死したりすることもある。

心房粗動の心電図

下図は4：1房室伝導と2：1房室伝導を表した心電図である。心室に伝わる興奮の頻度によって心電図に以下のような変化が現れる。

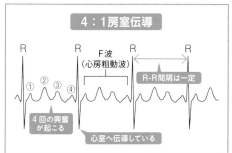

4：1房室伝導

R R R R

F波（心房粗動波）

R-R間隔は一定

① ② ③ ④

4回の興奮が起こる

心室へ伝導している

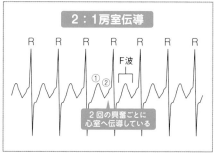

2：1房室伝導

R R R R R R R

F波

① ②

2回の興奮ごとに心室へ伝導している

4：1房室伝導ではノコギリ状の波形となり、4回のF波ごとにQRS波が発生し、心室へ興奮が伝導していることがわかる。2：1房室伝導では2回のF波ごとにQRS波が発生し、心室へ興奮が伝導している。どちらも一定の間隔で伝導するため、R-R間隔は一定である。

心室期外収縮

POINT ▶
- 基本的には経過観察で様子をみる
- まれに心室細動に移行することがある
- 多くの場合は治療を必要としない

最も多くみられる不整脈

　正常な心拍では洞結節で電気的興奮が起こり、心房から房室結節へ、そして心室に伝わっていきます。一方で、洞結節より早くに心室が興奮する不整脈を心室期外収縮といい、最も多くみられる不整脈です。

　心筋梗塞（P.108参照）などの基礎疾患や加齢、ストレス、飲酒、過労などもきっかけになります。

　検査では12誘導心電図（P.84参照）で期外収縮の形を評価し、どこから不整脈が出現しているのかを診断します。期外収縮が連発している場合は、生命に関わる不整脈のリスクがあるので、モニター心電図での管理が選択されます。

治療を必要としないことがほとんど

　通常は無症状ですが、動悸や脈が飛ぶなどの自覚症状が出ることもあります。治療は経過観察のみが多く、必要としないことがほとんどです。しかし、期外収縮が頻繁に起こったり、連発があったりする場合は、心室頻拍（P.130参照）や心室細動（P.132参照）に移行することがあります。

　多くは心筋梗塞や心筋症、弁膜症などの基礎疾患があるため、これらの病気に合わせた薬物治療が行われます。

　とくに心筋梗塞後は生命に関わることがあるため、注意が必要です。

　また、心室期外収縮の心電図波形は単発、連発、頻発などさまざまな形で出現します。重症度を判定する分類として Lown分類が用いられることもあります。

✎ メモ

薬物治療
心筋梗塞急性期に伴う症状の場合は、Naチャネル遮断薬やアミオダロンの使用を検討する。基礎疾患に伴う症状の場合は、ベータ遮断薬やアミオダロンの使用を検討する。基礎疾患を伴わず、動悸などの症状があるときは、波形ごとに適した抗不整脈の使用を検討する。

心室期外収縮のしくみ

電気的興奮が洞結節より早く、心室で起こる。

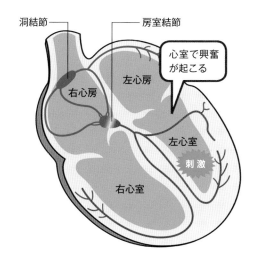

Lown 分類の重症度判定

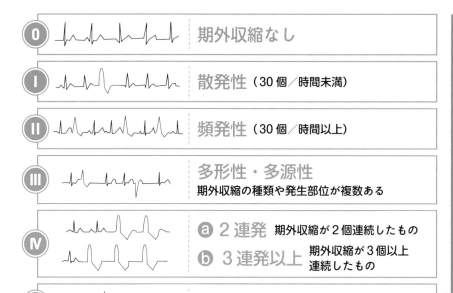

0	期外収縮なし	
I	散発性（30個／時間未満）	低
II	頻発性（30個／時間以上）	
III	多形性・多源性 期外収縮の種類や発生部位が複数ある	
IV	ⓐ 2 連発　期外収縮が2個連続したもの ⓑ 3 連発以上　期外収縮が3個以上連続したもの	
V	R on T	高

重症度

心室頻拍

POINT ▶
● 生命に関わる不整脈に移行する場合がある
● 血行動態の不安定からショックに陥ることがある
● 生命の危険があれば電気的除細動を行う

連発した不整脈であるため生命に関わることも

　心室頻拍（しんしつひんぱく）とは、心室期外収縮が連続して発生した場合をいいます。心室期外収縮は多くある不整脈で、症状に個人差はあるものの、約95％は治療の必要がありません。しかし、残りは生命に関わる不整脈に移行する場合があり、治療が必要になります。

　危険性の高い不整脈では、心臓に病気があったり、心室期外収縮の連発数が多かったりします。発作の持続時間が短い場合は無症状のことが多いですが、軽い動悸、胸部の不快感などの自覚症状がある場合もあります。

　一方、持続時間が長い場合（持続性心室頻拍）は、めまい、失神、血圧低下といった脳虚血症状が現れます。一気に血圧が低下することにより、ショック状態に陥ることがあるのですぐに治療を行います。血行動態の安定がみられたら抗不整脈薬が投与されますが、原因となっている病気と識別した治療が考慮されます。

血行動態不良では電気的除細動を行う

　血行動態が不安定な場合は、頻拍を停止するために電気的除細動を行い心肺蘇生することがあります。心室頻拍は心室細動に移行することがあるので注意が必要です。心電図上では幅の広いQRS波が規則正しく連続して出現しているのが観察できます。

　心室頻拍停止後の再発予防として、心臓の病気がない場合は電気的除細動が、心臓の病気がある場合には植え込み型除細動器による治療が行われます。

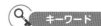

試験に出る語句

心肺蘇生
心臓や呼吸が止まってしまった人への救命。心臓マッサージやAEDの使用により、自発的な血液循環及び呼吸を回復させる。

キーワード

脳虚血症状
脳の血流が悪くなることで手足のしびれや麻痺、言語障害などが出現する。

メモ

持続性心室頻拍
30秒以上、頻拍が持続する場合は、血行動態に即した薬物治療を行う。血行動態が安定しており、心機能が正常である場合は、Naチャネル遮断薬、Kチャネル遮断薬などを用い、心機能が低下している場合は、アミオダロンやニフェカラントを用いる。ジギタリスは異所性興奮を亢進させるため禁忌とされている。血行動態が不安定な場合は、除細動器を使用し、効果がみられない、あるいは再発の際はアミオダロンやニフェカラントを静脈注射したあとに、除細動器を再度使用する。

心室頻拍のしくみ

期外収縮が、ヒス束分岐部分より下方の刺激伝導系や心室筋から連続して発生する頻脈のこと。

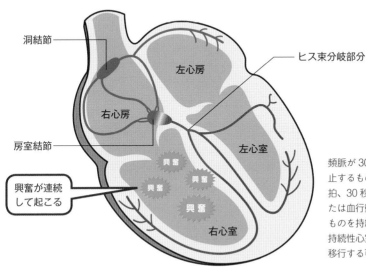

頻脈が30秒以内に自然に停止するものを非持続性心室頻拍、30秒以上持続する、または血行動態が不安定になるものを持続性心室頻拍という。持続性心室頻拍は心房細動へ移行する可能性がある。

心室頻拍の心電図

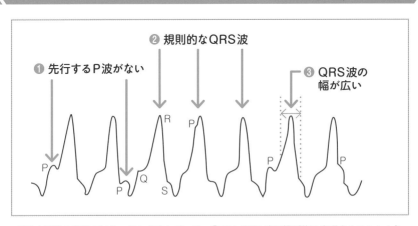

❶先行するP波がない
❷規則的なQRS波
❸QRS波の幅が広い

❶は上室性の頻脈ではないことを表している。❷ではQRS波が規則的に出現することから心室が規則的に興奮していることがわかる。❸では刺激伝導系を無視して興奮が心室内を伝導し、QRS幅が広くなっている。

心室細動

POINT ▶
- 心臓がけいれんしてしまう不整脈のこと
- 心臓に異常がなくても起こることがある
- 速やかな除細動ができなければ心停止を起こす

早急な除細動を必要とする

　心室細動とは、心室に電気的興奮が無秩序に発生して、心臓がけいれんを起こした状態のことです。心臓からの血流が止まってしまうことで心停止を起こす危険な不整脈で、迅速に AED を装着して除細動を行わなければ蘇生率が1分ごとに7～10％低下してしまいます。除細動なしでは、数分で死に至ります。

　心室細動の原因としては、心筋梗塞や心不全の進行で発症する場合や、心臓の機能に異常がなくても、電解質異常やブルガタ症候群、QT延長症候群、胸部への衝撃なども挙げられます。

再発の可能性がある

　心室細動を心電図上で確認すると、不規則な基線のゆれが特徴として現れます。心筋が1分間に300回以上けいれんしている状態であるため、心室が収縮せず心拍出量はなくなります。

　脳が虚血状態となり、5秒以上続くと意識を失います。虚血状態が長引けば長引くほど、低酸素状態が続くため、高次脳機能障害が後遺症として残ることがあります。

　突然の意識消失、心停止といった症状になるので、倒れている人を発見した場合は声をかけ、脈拍の確認を行うとともに周囲の人に声をかけて速やかに AED を装着し実施することが重要です。心拍再開後も再発の可能性があるので、状態が落ち着いたら二次予防として植え込み型除細動器での治療が考慮されます。

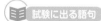

試験に出る語句

ブルガタ症候群
心臓の電気的刺激に何らかの異常をきたす病気。男性に多くみられる。失神及び突然死のリスクが高い。

QT延長症候群
心臓が収縮して拡張するまでの時間が長くなり、心電図上にQT間隔の延長がみられる。突然脈が乱れ、失神及び生命の危険が高い不整脈を起こす。

高次脳機能障害
けがや病気によって脳に損傷が起こり、言語、記憶、注意、情緒などの知的な機能に障害をきたす状態。

キーワード

電解質異常
血液中におけるナトリウム、カリウム、カルシウムといったミネラル（電解質）のバランスが崩れた状態の総称。代表的なものに低ナトリウム血症や高ナトリウム血症、低カリウム血症、高カリウム血症などがある。

心室細動のしくみ

心室細動は、電気的興奮が無秩序に発生し、心臓がけいれんを起こすことをいう。

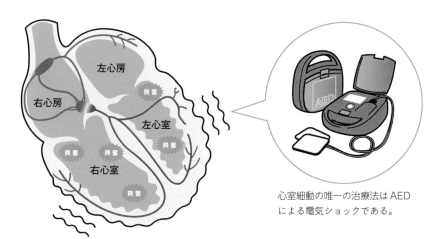

心室細動の唯一の治療法は AED
による電気ショックである。

心室細動が起こると、心臓が収縮も拡張もできなくなる。そのため心拍出量は 0 ＝心停止
状態となる。

心室細動の心電図

心電図上では不規則な波型になる。放っておくと心停止になる場合も。

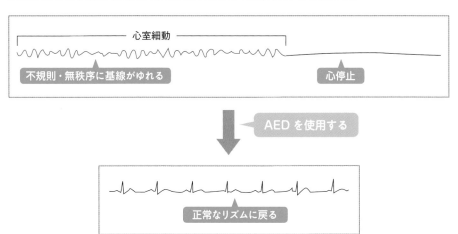

AED を使用し、一定のリズミカルな心拍に戻す必要がある。蘇生のチャンスは 1 分ごとに 7 〜 10%低下す
るといわれている。

133

洞不全症候群

POINT ▶
- 洞結節の機能低下により起こる不整脈のこと
- 軽度の場合は無症状になる
- 場合によってはペースメーカーを適応する

徐脈のタイプは3つある

洞不全症候群とは、心臓の電気的興奮が生み出されている洞結節の部分が障害された状態です。おもに洞結節の働きが低下するため、電気刺激が心房に伝わる頻度が低下し、徐脈（P.116参照）になります。心房と心室の収縮が少なくなり、脳が虚血状態になったり、心不全の状態になったりすることがあります。

診断は心電図で行います。洞機能の低下は洞徐脈、洞停止、洞房ブロックが複合されて生じるもので、ルーベンスタイン（Rubenstein）分類により、Ⅰ型（洞徐脈）、Ⅱ型（洞房ブロック、洞停止）、Ⅲ型（徐脈頻脈症候群）の3タイプに分けられます。

無症状では経過観察、ペースメーカー使用も

原因は内因性と外因性に分けられます。内因性機能障害は、加齢や心筋梗塞、心筋症などの病気により洞結節あるいはその周辺機能に障害が出るものです。外因性機能障害は自律神経系の調節障害や薬剤使用、甲状腺機能低下症などによって障害が出るものです。

自覚症状には息切れ、めまい、ふらつき、疲労感、失神などがありますが、軽度の場合は症状が現れないこともあります。

治療については無症状の場合、無治療もしくは経過観察になることがほとんどです。徐脈による脳虚血症状や心不全症状が続く場合は、ペースメーカー植え込み術が適応となります。

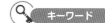

キーワード

洞徐脈
脈が遅い状態。心電図上で心拍数が50回／分未満の場合が該当する。心電図上では徐脈がみられる。

洞停止
洞結節が何らかの原因によって興奮せず、徐脈を起こした状態。心電図上ではPP間隔の欠落がみられ、PP間隔が洞調律のときの整数倍にならない。

洞房ブロック
洞結節で起きた興奮が心房に伝わらない状態。心電図上ではP波の脱落がみられ、PP間隔が洞調律のときの整数倍となる。

洞不全症候群のしくみ

洞結節の働きが低下し、電気的興奮が発生しない、または届かないといった現象が起こる。

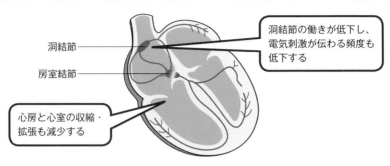

洞結節

房室結節

洞結節の働きが低下し、
電気刺激が伝わる頻度も
低下する

心房と心室の収縮・
拡張も減少する

洞不全症候群の心電図

Ⅰ型：洞徐脈 50回／分未満の持続性の洞徐脈。

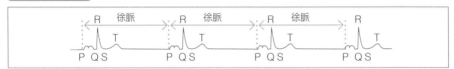

Ⅱ型：洞房ブロック 洞結節からの刺激が心房に伝わらない。

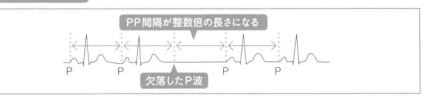

PP間隔が整数倍の長さになる

欠落したP波

Ⅱ型：洞停止 洞結節の興奮がない。

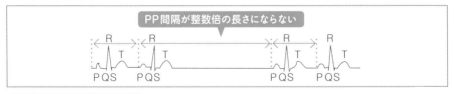

PP間隔が整数倍の長さにならない

Ⅲ型：徐脈頻脈症候群 頻脈が停止したあとに洞房ブロックまたは洞停止が出る。

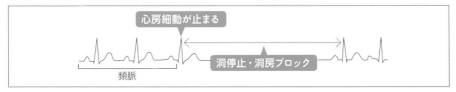

心房細動が止まる

洞停止・洞房ブロック

頻脈

135

房室ブロック

POINT ▶
- 房室結節内とヒス束以降のブロックによる不整脈のこと
- 房室ブロックの分類によって重症度が異なる
- 徐脈や症状が継続する場合はペースメーカーを考慮する

電気信号が途絶えた状態

　房室ブロックとは、心房から心室への電気的興奮がうま く伝わらずに房室結節内でのブロックもしくはヒス束で遅 延したり途絶したりする状態です。房室結節は自律神経の 影響を受けやすいので、迷走神経が過緊張することでもブ ロックされることがあります。

　発症の要因は刺激伝導系の線維化あるいは硬化によるも の、心筋梗塞、心筋症、サルコイドーシス、薬剤によるも のがあります。房室ブロックの伝導障害の分類は重症度に よって、1度、2度（ウェンケバッハ型、モビッツⅡ型）、 3度（完全房室ブロック）に分けられます。

重症度によって生命の危険がある

　1度、ウェンケバッハ型2度房室ブロックは、電気的興 奮が伝わるまでに時間がかかったり、うまく伝わらなかっ たりすることで起こります。治療を行う必要がなく、経過 観察で可能といわれています。

　モビッツⅡ型2度房室ブロックでは、房室結節での伝達 の一部が途絶えて、心室の脈が抜ける状態です。

　3度房室ブロックは、完全に電気刺激が伝わらない状態 になるため、失神や心停止につながる恐れがあり、ペース メーカーの植え込みが必要です。

　基礎疾患として心臓の病気がある場合は、その原因を除 去し経過観察が行われますが、徐脈や症状が続く場合には ペースメーカーの植え込みが適応となります。

サルコイドーシス
全身のさまざまな臓器に肉 芽腫ができる難病。

刺激伝導系の線維化
加齢が進み高齢者になると、 心疾患を持っていなくても 老化現象として刺激伝導系 に線維化組織が形成された り硬化したりするなどし、 房室ブロックが起こりやす くなる。線維化や硬化は房 室ブロックを起こした患者 の半数以上にみられる。

房室ブロックのしくみ

房室結節から心室へ、電気的興奮が正しく伝わらず、心室側に信号が届かない。

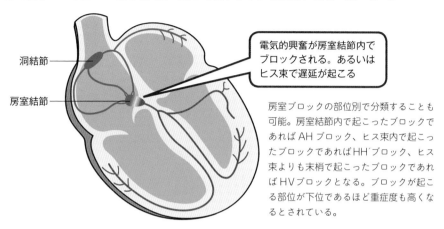

洞結節

房室結節

電気的興奮が房室結節内で
ブロックされる。あるいは
ヒス束で遅延が起こる

房室ブロックの部位別で分類することも
可能。房室結節内で起こったブロックで
あれば AH ブロック、ヒス束内で起こっ
たブロックであれば HH´ブロック、ヒス
束よりも末梢で起こったブロックであれ
ば HV ブロックとなる。ブロックが起こ
る部位が下位であるほど重症度も高くな
るとされている。

房室ブロックの心電図

モビッツⅡ型 2 度房室ブロック　心房からの心室への伝導（QRS 波）が突然途絶える。

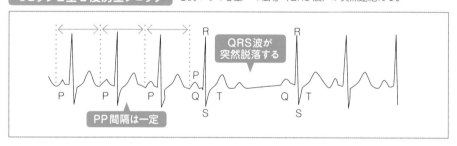

QRS波が
突然脱落する

PP 間隔は一定

3 度房室ブロック　心房から心室への伝導が完全に途絶える。

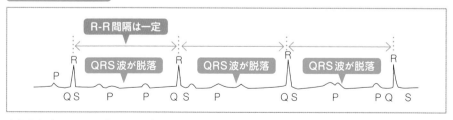

R-R 間隔は一定

QRS波が脱落

QRS波が脱落

QRS波が脱落

3 度房室ブロックは P 波と QRS 波の出現が無関係で、どちらも独立して現れる。心電図上に出現してい
る QRS 波は心房から心室への伝導を表しておらず、心室の補充調律によって自発的に収縮した心室の動き
を表している。

137

弁膜症

POINT ▶
● 弁の狭窄と閉鎖の障害によってさまざまな症状が出る
● 放置すると心不全症状が出現することがある
● 人工の弁膜を取りつける手術を行う場合がある

弁の狭窄と閉鎖による病気

　心臓には僧帽弁、三尖弁、大動脈弁、肺動脈弁の４つの弁があります。弁膜症はこれら４つの弁のどれかに障害が起こり、本来の働きができない状態をいいます。障害のタイプには狭窄と閉鎖の２つがあります。

　狭窄は、弁がきちんと開かないことで血液の流れが妨げられてしまう状態です。閉鎖は、弁が完全に閉じないために血液が逆流する状態です。

　最も多い弁膜症は左心系で、大動脈弁と僧帽弁に狭窄や閉鎖が起こります。弁膜症は放置すると心不全を引き起こすため、早期発見、早期治療が重要です。

加齢に伴う弁膜症が増加傾向

　弁膜症の原因となる病気には、動脈硬化、リウマチ熱後の後遺症、心筋梗塞などがあります。軽症では無症状の場合がほとんどですが、進行するとともに心不全の症状が出現します。以前はリウマチ性の弁膜症が多くありましたが、近年は高齢化に伴う変性の弁膜症が増加傾向です。

　弁膜症の治療には薬物治療と手術治療があります。薬物治療はおもに心不全の治療で、症状を緩和させたり進行を抑制させたり心臓への負担を減らしたりすることを目的としています。そのため、弁そのものを治療するものではありません。

　手術では、自分の弁を温存して修復する弁形成術と、壊れた弁の代わりに人工の弁を新しく取りつける弁置換術があります。

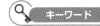

弁形成術
壊れた弁を修理することで機能を回復させる。人工弁輪というものを用いて弁を形成するが、針と糸のみで行う方法もある。弁閉鎖不全症に対して行われる。

弁置換術
動脈硬化などによって壊れてしまった心臓の弁を人工のものに取り換える手術。人工弁には金属でできた機械弁と、豚や牛の組織からつくられた生体弁がある。機械弁は半永久的に保てるが、抗血液凝固剤の服用が生涯必要となる。生体弁は抗血液凝固剤を飲み続けなくていい一方で、耐久性は10 ～ 20年程度となる。おもに弁狭窄症に対して行われる。

心臓にある４つの弁

心臓には４つの弁があり、そのどこかに障害が起こる状態を弁膜症という。

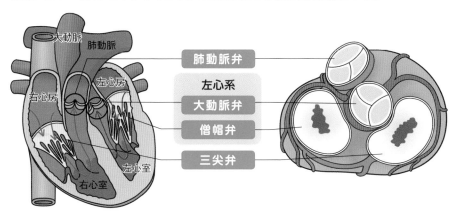

大動脈　肺動脈　肺動脈弁　左心房　左心系　大動脈弁　僧帽弁　右心房　三尖弁　左心室　右心室

弁膜症のほとんどは左心系（大動脈弁・僧帽弁）に起こる。大動脈弁疾患は大動脈弁狭窄症、大動脈弁閉鎖不全症。僧帽弁疾患は僧帽弁狭窄症、僧帽弁閉鎖不全症。肺動脈弁疾患は肺動脈弁狭窄症、肺動脈弁閉鎖不全症。三尖弁疾患は三尖弁狭窄症、三尖弁閉鎖不全症が挙げられる。閉鎖不全症は血液が逆流することから、逆流症とも呼ばれている。

弁の狭窄と閉鎖

正常な弁	狭窄	閉鎖

開いているとき

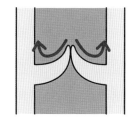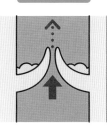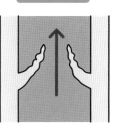

閉じているとき

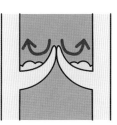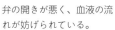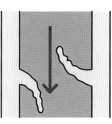

弁の開きが悪く、血液の流れが妨げられている。

弁が完全に閉じていないため、血液が逆流する。

僧帽弁閉鎖不全症

POINT ▶
● 僧帽弁の閉鎖がうまくできず血液が逆流する
● 無症状のうちに病状が悪化していくことがある
● 急激な左心不全症状が現れることがある

弁膜の閉鎖不良によって血液が逆流する

僧帽弁閉鎖不全症とは、僧帽弁の閉鎖がうまくいかないため、収縮期に左心室から左心房に血液が逆流してしまう状態をいいます。

血液が僧帽弁の部分で行き来して左心房と左心室が容量負荷となり、肥大、拡大をきたして肺うっ血が生じます。

僧帽弁閉鎖不全症の原因には、僧帽弁逸脱、乳頭筋、腱索などの障害、感染性心内膜炎、心筋梗塞、心筋症、外傷性などがあります。軽症の場合は無症状が多いですが、肺うっ血による呼吸困難、息切れなどがみられます。

慢性の場合は、左心室の拡大が進行してもはっきりした症状が出現せずに、無症状のうちに心臓の機能が低下してしまうことがあります。

急性の場合は生命の危険を伴う

多くの場合は慢性ですが、ときに急性の僧帽弁閉鎖不全症を発症し、急激に左心房圧が上がって、肺うっ血や肺に水が溜まる肺水腫になることがあります。

急性の場合は、腱索断裂や心筋梗塞による乳頭筋断裂が多くあり、急激に左心不全が出現することで生命に危険を及ぼします。

治療は心不全に対する薬物治療と僧帽弁そのものを治療する外科治療が行われます。最近では外科治療として、クリップによる経皮的治療も多く用いられます。自覚症状（息切れなど）や左心室の機能の低下、心房細動、肺高血圧症などが生じた場合に手術を考慮します。

キーワード

容量負荷
僧帽弁の閉鎖不全によって心臓の収縮期に左心室から左心房に向かって血液が逆流する。血液が逆流したぶん、心臓は通常よりも多く血液を送り出すことになり、負荷が大きくなる。

肺高血圧症
肺動脈の血管の内腔が何らかの原因で狭くなり、血液が滞ることで肺動脈の血圧（肺動脈圧）が高くなる病気。肺への血液循環が低下し、肺から血液に取り込まれる酸素の量が減るため息切れ、呼吸困難がみられる。

メモ

経皮的治療
最近ではクリップを使用した経皮的僧帽弁接合不全修復術が行われている。これまで僧帽弁閉鎖不全症の標準治療とされてきた弁形成術や弁置換術は、血液の逆流がほぼなくなる一方で、手術中に人工心肺を使用するためさまざまなリスクがあった。しかし経皮的僧帽弁接合不全修復術は人工心肺を使用することも、開胸することもなく、クリップのついたカテーテルを血管を通して挿入し、僧帽弁を治療する。そのため入院期間の短縮や体への負担軽減など、メリットが大きい。

僧帽弁閉鎖不全症のしくみ

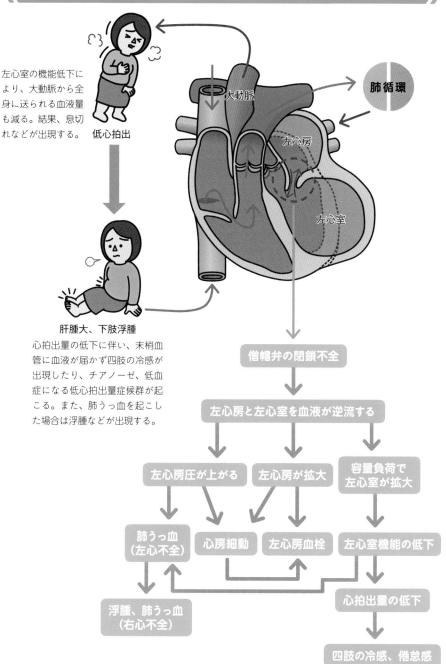

左心室の機能低下により、大動脈から全身に送られる血液量も減る。結果、息切れなどが出現する。

低心拍出

肺循環

大動脈

左心房

左心室

肝腫大、下肢浮腫

心拍出量の低下に伴い、末梢血管に血液が届かず四肢の冷感が出現したり、チアノーゼ、低血症になる低心拍出量症候群が起こる。また、肺うっ血を起こした場合は浮腫などが出現する。

僧帽弁の閉鎖不全

↓

左心房と左心室を血液が逆流する

↓

左心房圧が上がる ／ 左心房が拡大 ／ 容量負荷で左心室が拡大

肺うっ血（左心不全）　心房細動　左心房血栓　左心室機能の低下

浮腫、肺うっ血（右心不全）

心拍出量の低下

↓

四肢の冷感、倦怠感

141

大動脈弁狭窄症

POINT
- 大動脈弁の狭窄で血流が障害されている状態のこと
- 狭心痛、失神、左心不全の3大症状が特徴
- 治療の第一選択は大動脈弁置換術

無症状の期間が長く、症状が出現したときは予後不良に

　大動脈弁狭窄症とは、左心室と大動脈の間に位置する大動脈弁が狭窄を起こし、血流が障害されている状態をいいます。狭窄によって左心室から大動脈へ血液を送り届けることが難しくなるため、左心室に負担がかかり左室肥大をきたします。

　原因の多くは加齢による動脈硬化ですが、弁尖数の異常やリウマチ性によるものもあります。症状は息切れや呼吸困難、めまい、失神発作などがありますが、多くの場合は長期間無症状が続くので、健診で発見されることが少なくありません。また、症状が出現したときの生命予後は不良といわれています。とくに大動脈弁狭窄症による、狭心痛、失神、左心不全の3大症状には注意が必要です。治療を行わない場合をみた平均生存期間は、それぞれ5年（狭心痛）、3年（失神）、2年（左心不全）です。

重症度によって手術が行われる

　内科的治療では対症療法として薬物投与が行われます。病気の症状と合わせた治療を行うため、おもに心不全症状に対するものです。大動脈弁狭窄症を治療する薬物は確立されていません。

　手術治療では、第一選択として大動脈弁置換術が行われています。手術を行う指標となるものは、症状（狭心痛、失神、心不全など）と心エコーによる重症度によって評価されます。近年は手術のリスクが高い患者に対してTAVI（経カテーテル大動脈弁移植術）が行われています。

キーワード

左室肥大
圧力が高い状態が続くことで左心室の壁である心筋が厚くなること。

TAVI
カテーテルを使用して大動脈弁を移植する手術。血管からカテーテルを通して行うため人工心肺を使用する必要がなく、合併症がある患者や高齢の患者など手術におけるリスクが高い患者に適応される。

メモ

弁尖数の異常
大動脈弁狭窄症の原因の多くは加齢だが、本来3枚あるはずの弁尖が先天的に2枚になっている二尖弁が原因となることもある。まれに一尖弁の場合もあり、弁尖数の異常は比較的若い患者に多いとされている。

≪ 大動脈弁狭窄症のしくみ ≫

左心室と大動脈の間に位置する大動脈弁が狭窄を起こし、血流が障害される。左心室に負担がかかり左室肥大をきたす。

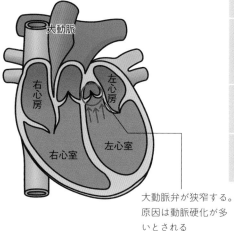

大動脈弁が狭窄する。原因は動脈硬化が多いとされる

≪ 大動脈弁狭窄症の重症度 ≫

	軽度	中等度	高度
連続波ドプラ法による最高血流速度（m/s）	<3.0	3.0〜4.0	≧4.0
簡易ベルヌイ式による収縮期平均圧較差（mmHg）	<25	25〜40	≧40
弁口面積(cm²)	>1.5	1.0〜1.5	≦1.0
弁口面積係数(cm²/m²)	—	—	<0.6

≪ 大動脈弁狭窄症の予後 ≫

自覚症状が現れてから急激に生存率が下がってしまう。

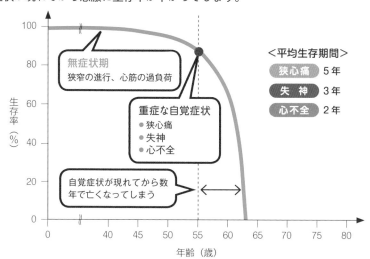

無症状の期間が長く、その間に狭窄が進行する。息切れや失神、狭心痛などの自覚症状が出てからは、突然死も10〜20％にみられる。死因の半数以上はうっ血性心不全とされる。

大動脈弁閉鎖不全症

 POINT
- 大動脈弁が完全に閉鎖しないため、十分な血液が送り出せない
- 左心室に負荷がかかり続けるため、さまざまな症状が出現する

心不全を引き起こすこともある

大動脈弁閉鎖不全症とは、大動脈弁が完全に閉鎖しないために、収縮期に左心室から大動脈へ十分な血液が送り出せなくなる状態をいいます。

左心室は常に圧負荷がかかるため、左心室の肥大、拡大をきたします。この状態が長期間続くことで、収縮する力が落ち、心不全になる恐れがあります。一度心不全を起こすと回復は難しく、予後不良とされています。

大動脈弁閉鎖不全症の原因には、リウマチ性、動脈硬化、感染性心内膜炎、大動脈解離、マルファン症候群、先天性の二尖弁などがあります。なかでも感染性心内膜炎や大動脈解離は急性大動脈弁閉鎖不全症の原因になります。

特徴的な身体の所見がある

無症状のまま長期間経過しますが、逆流が高度になってくると、左心室の拡大が進行して呼吸困難、肺うっ血などの心不全症状が現れます。

無症状で機能低下がみられない場合は経過観察が行われますが、症状が出現していたり、左心室の拡大、機能低下がみられたりした場合は、心不全の症状を緩和する薬物治療と手術治療が行われます。

重症な場合の身体所見としては、動脈の拍動に合わせて頭部がうなずくように動くミュッセ徴候、爪を圧迫したときにみられる毛細血管の拍動のクインケ徴候などの特徴的な所見があります。

 キーワード

感染性心内膜炎
細菌が血液を介して心臓の中に入り込み、心内膜に付着することで炎症を起こす感染症。

大動脈解離
大動脈壁の内膜に傷ができて血液が動脈壁に流れ込み、内膜と中膜が剥がれてしまう状態 (P.162参照)。

マルファン症候群
遺伝子の異常により骨格、眼、心臓血管などに起こる異常症状。弁膜症や大動脈解離を発症し、突然死を起こす場合がある。

ミュッセ徴候
ホースで放水する際に、水の量が少ないとホースが垂れ下がり、水の量が多いとホースがまっすぐ伸びるように、収縮期に多くの血液が頸動脈に直接流れることで頭部がうなずくように動いてしまう症状。

クインケ徴候
脈拍に伴って、爪床部の毛細血管が拍動すること。爪の先を軽く押すと赤と白の部分に分かれ、赤と白の部分が拍動に合わせて動く様子がみられる。

大動脈弁閉鎖不全症のしくみ

大動脈弁が閉鎖不全になり、血液が大動脈から左心室に逆流する。

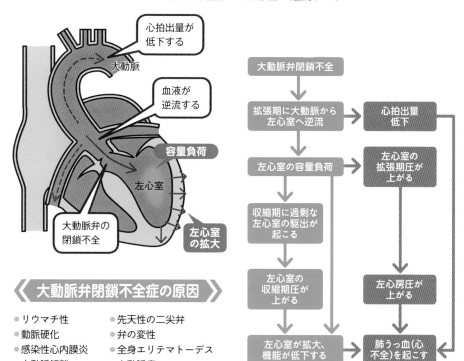

心拍出量が低下する

大動脈

血液が逆流する

容量負荷

左心室

大動脈弁の閉鎖不全

左心室の拡大

フロー図:
- 大動脈弁閉鎖不全
- → 拡張期に大動脈から左心室へ逆流 → 心拍出量低下
- → 左心室の容量負荷 → 左心室の拡張期圧が上がる
- → 収縮期に過剰な左心室の駆出が起こる
- → 左心室の収縮期圧が上がる → 左心房圧が上がる
- → 左心室が拡大、機能が低下する → 肺うっ血（心不全）を起こす

大動脈弁閉鎖不全症の原因

- リウマチ性
- 動脈硬化
- 感染性心内膜炎
- 大動脈解離
- マルファン症候群
- 先天性の二尖弁
- 弁の変性
- 全身エリテマトーデス
- 大動脈瘤
- 心室中隔欠損症　など

---

column

ビタミンKを含んだ食品に注意!?

　不整脈や血栓予防に使われる薬剤に、「ワルファリン」という血液を固めない抗凝固剤があります。血液を固めるのに関わるビタミンKに拮抗することで、血液をさらさらにする働きを持ちます。そのため、ビタミンKを含んだ食品を一緒にとると、薬剤の作用が弱まってしまうことがあります。なかでも、納豆は腸内でビタミンKをつくり出すといわれているので注意が必要です。そのほか、クロレラ青汁なども避けたい食品です。また、大量にとらないようにしたい食品には、ひじき、ほうれん草、パセリ、ブロッコリーなどの緑黄色野菜があります。ビタミンKを含んだすべての食品を禁止するわけではなく、栄養面も意識しながら摂取したほうがよいものもあるため、医療機関で指導を受けることが大切です。

心膜疾患

POINT ▶
- 心臓を覆っている2層の膜による障害のこと
- ウイルス感染で炎症を起こすことがある
- 心膜液の貯留によって心臓が圧迫されるケースもある

心臓の働きを守る膜に起こる病気

　心膜は、2層になって心臓全体を包み込み、心臓の働きを助けています。

　外側は強靱な線維性の心膜、内側は薄い漿液性の心膜が二重になっています。心膜の間を心膜腔といい、中に心膜液が15〜50mℓ溜まっています。臓側心膜でつくられ、胸管や右リンパ管に排出されます。心膜液は心臓が拍動をする際の摩擦を軽減し、その働きを助ける役割があります。

　また、心臓の過度な移動や拡張も心膜によって防いでいます。

　しかし、ウイルスによる感染によって心膜や心内膜に炎症が起こることもあり、それによって心膜疾患が起こることがあります。

急性心膜炎が最も多い

　心膜のおもな病気の中で最も多いのは急性心膜炎です。そのほかに、心タンポナーデや収縮性心膜炎があります。

　急性心膜炎は心臓の表面にある心外膜が炎症もしくは感染を起こすことで生じ、ほとんどの場合は突然の胸痛が起こります。

　心タンポナーデは、何らかの原因によって、心膜腔にある心膜液が貯留し、心臓が圧迫されることでさまざまな症状が出現します。

キーワード

心膜腔
線維性と漿液性の心膜の間に心膜腔がある。心臓が動くときの摩擦を軽減するために心膜液が貯留している。

収縮性心膜炎
慢性的な炎症によって心膜が厚くなり、癒着や石灰化を引き起こすことで、心室が拡張できなくなる状態。心拍出量の低下などを引き起こす。

心膜の構造

心膜液で満たされた心膜腔が心臓の動きを助けているが、ウイルスの感染などによって炎症が起こると、心膜疾患を発症することがある。

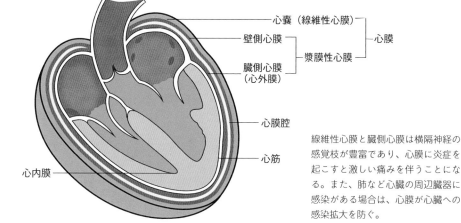

線維性心膜と臓側心膜は横隔神経の感覚枝が豊富であり、心膜に炎症を起こすと激しい痛みを伴うことになる。また、肺など心臓の周辺臓器に感染がある場合は、心膜が心臓への感染拡大を防ぐ。

心膜疾患の分類

心外膜疾患	心外膜に起こる疾患。何らかの原因によって心外膜に炎症が起こり、炎症が持続した結果、心外膜が肥厚化し硬くなる。あるいは心嚢に心嚢液が大量に溜まってしまう。慢性収縮性心膜炎や心タンポナーデが代表例。
心内膜疾患	心内膜に起こる疾患。リウマチ疾患による弁膜症や先天性の心疾患などからジェット流（強くて速い血流）が生じる。ジェット流により心内膜に傷がつき、そこからウイルス感染を起こす。感染性心内膜炎が代表例。

column　心筋炎・心膜炎は風邪ウイルスでかかる？

　心筋炎、心膜炎の原因の1つにウイルス感染があります。風邪によって引き起こされることもあるため発見が難しく、数日のうちに症状が悪化して命を落とす危険もあります。心筋炎の場合は、心臓の筋肉がウイルスに感染して炎症を起こし、心膜炎では、心臓を包んでいる心膜が感染することで炎症が起きます。なかでも急激な病状の変化を示す「劇症型心筋炎」は、突然の心停止や心不全症状を起こし、死に至ることがあります。どちらも初期の適切な治療が大切で、早期発見、早期治療がカギとなります。これらの病気は年齢に関係なく誰にでも起こる可能性があります。

147

急性心膜炎

POINT
● おもにウイルス感染で起こる
● 座った姿勢や前傾姿勢で痛みが軽減される
● 聴診で紙のこすれたような音が聴かれる

姿勢によって痛みが強くなる

　心膜炎とは、心臓を包み込んでいる心膜に炎症もしくは感染が起こることによって生じる病気です。原因はウイルス感染によるものと考えられています。しかし、原因となるウイルスの特定が難しいため、原因不明の特発性として表現されています。

　急性心膜炎は、心膜に炎症が起こっているため、突然鋭い胸の痛みが現れます。とくに息を吸うときと、仰向けに寝ているときに痛みが強くなり、座った姿勢や前傾姿勢で痛みが軽減します。

　聴診で紙がこすれたような音（心膜摩擦音）がするのは、急性心膜炎の特徴です。ほかにも心電図、心エコー、血液検査を行い、判定します。

まれに収縮性心膜炎を生じる

　ウイルス性の心膜炎では、発熱や咳などの風邪のような症状が先行します。通常は数週間で自然に治癒するものがほとんどですが、まれに慢性的な炎症が長期間（何十年）続くことがあり、収縮性心膜炎を生じることがあります。

　この場合、心膜が分厚くなり石灰化することで心室の拡張が障害されることもあり、心拍出量の低下とうっ血をきたします。

　治療は安静と薬物治療が行われます。予後は良好なことがほとんどですが、再発することもあります。

心膜摩擦音
急性心膜炎の診断の中でも重要な身体所見。炎症によって心膜同士がこすれ合うことで生じる雑音。座った状態で前屈し、胸骨左縁の下部に聴診器をしっかりあてると聴きとることができる。「キーッ」と、こすれるような、あるいはひっかくような音がする。

急性心膜炎
臨床の場では良性の特発性心膜炎を総称して「急性心膜炎」と呼ぶ。基礎疾患に伴って起こる心膜炎は、診断によって腫瘍性心膜炎や膠原病性心膜炎などの病名がつけられる。

急性心膜炎の病態

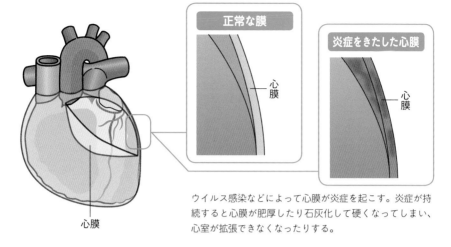

正常な膜

心膜

炎症をきたした心膜

心膜

心膜

ウイルス感染などによって心膜が炎症を起こす。炎症が持続すると心膜が肥厚したり石灰化して硬くなってしまい、心室が拡張できなくなったりする。

考えられる原因

原因は特定できないことが多く特発性とされるが、特定できるものもあり、以下の通りとなる。また、若年女性の心膜炎では必ず全身エリテマトーデスを疑うことが大切である。

急性（特発性）心膜炎	原因となるウイルスの特定ができない場合は、急性（特発性）とされる
感染性	●**ウイルス性** コクサッキー、インフルエンザなど ●**細菌性** 肺炎球菌、ブドウ球菌、レンサ球菌など ●**結核性** ●**真菌性** ●**その他**
非感染性	●**腫瘍性** ●**膠原病に伴うもの** 全身エリテマトーデス、関節リウマチ ●**代謝疾患に伴うもの** 尿毒症、甲状腺機能低下症など ●**周辺組織疾患に伴うもの** 急性心筋梗塞、大動脈解離 ●**外傷性心膜炎** ●**放射線照射**

心膜炎の症状

息を吸ったときに胸が痛む

前傾でいると軽減される胸の痛み

背中の筋肉痛

発熱や咽頭炎などの風邪症状

息切れ（心筋炎の合併）

149

心タンポナーデ

POINT ▶
- 何らかの原因で心膜液が貯留し心臓を圧迫している状態
- 原因の半分は悪性腫瘍によるもの
- 治療の第一選択は心膜液の除去

心膜液の貯留によって拡張障害を起こす

　心タンポナーデとは、心膜腔に満たされている心膜液が貯留して心臓が圧迫されている状態をいいます。

　心膜液の貯留によって心膜腔内圧が上昇すると、心室の拡張障害を起こします。それに伴い、静脈還流障害が起き、心拍出量の低下や低血圧などが生じます。心タンポナーデの特徴として、血圧低下、頸静脈怒張、微弱な心音と息を吸うときに収縮期血圧が10mmHg以上低下する奇脈が現れます。これらは重症時にみられやすいといわれています。

　原因の半分以上は、悪性腫瘍の転移によって炎症や組織の破壊が起こり、心膜液の貯留が生じたものです。ほかにも急性心膜炎、解離性大動脈瘤、外傷などがあります。

　とくに解離性大動脈瘤が原因の場合は、大動脈基部の解離によって血液が急速に心膜腔に貯留します。一方、悪性腫瘍の転移が原因の場合は、心膜液がゆっくり貯留します。貯留速度の違いは心膜液の貯留量の限界点を変化させ、症状の出現にも違いがあります。

心膜穿刺による心膜液の除去

　心タンポナーデの第一選択の治療法として、心膜穿刺（しんまくせんし）による速やかな心膜液の除去が行われています。また、原因となっている病気の治療も同時に行います。

　心膜穿刺とは、貯留した心膜液を排液するために、直接心膜腔に針を刺して溜まった液を除去する方法です。針を刺すため、合併症として針による損傷があり、穿刺後も注意が必要です。

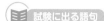
試験に出る語句

静脈還流障害
静脈還流とは、心臓から送り出された血液が全身にわたり、静脈を介して心臓に戻ってくること。何らかの原因によってこの流れに障害が出ることを静脈還流障害と呼ぶ。

奇脈
息を吸うときの収縮期血圧が低いと、触診時に脈が触れなくなることがある。心タンポナーデ以外に、収縮性心膜炎でも奇脈がみられることがある。

解離性大動脈瘤
基本的には大動脈解離と同じものを意味する。大動脈瘤のうち、血管壁が剥がれる（解離する）ものを解離性大動脈瘤という。

メモ

心膜液の貯留
急速に心膜液が貯留するものを急性液体貯留、ゆっくりと貯留するものを慢性液体貯留と呼ぶ。急性液体貯留では、心膜伸展の限界点を超えると少量の液体増加でも心膜腔内圧が上昇するが、慢性液体貯留ではゆっくり心膜液が貯留することで、心膜伸展の限界点を超えても、心膜がさらに伸展できる。そのため、慢性では多量の心膜液を貯留できる。

心タンポナーデのしくみと症状

心膜腔に液体が貯留すると心臓が圧迫され、拡張障害を起こす。心拍出量の低下や低血圧が生じる。

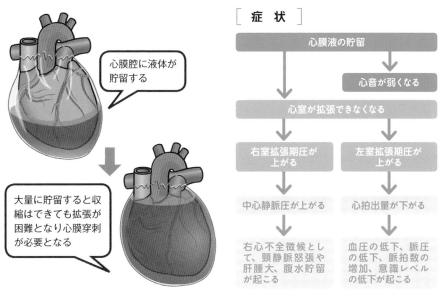

心膜腔に液体が貯留する

大量に貯留すると収縮はできても拡張が困難となり心膜穿刺が必要となる

[症　状]

心膜液の貯留

↓　心音が弱くなる

心室が拡張できなくなる

右室拡張期圧が上がる → 中心静脈圧が上がる → 右心不全徴候として、頸静脈怒張や肝腫大、腹水貯留が起こる

左室拡張期圧が上がる → 心拍出量が下がる → 血圧の低下、脈圧の低下、脈拍数の増加、意識レベルの低下が起こる

治療法

[第一選択]

心膜穿刺 ＋ 原因の治療

[その他]

心膜切開術
出血性心タンポナーデなどで心膜穿刺のあとにも心膜液が貯留する際に、心膜を切開する方法。

対症療法
輸液や輸血によって循環血漿量を増加させる方法。

血管拡張薬やサイアザイド系の利尿薬は血圧を低下させるため禁忌とされている。

脈圧の変化

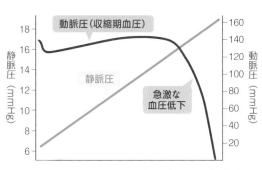

動脈圧(収縮期血圧)

静脈圧

急激な血圧低下

静脈還流が阻害されると静脈圧が上昇する(頸静脈怒張)。その後、突発的に動脈圧が低下(血圧低下)し、意識障害・心音微弱となる。

心筋疾患

POINT ▶
- 心筋症は大きく3つのタイプがある
- 心不全症状に対する治療が必要になる
- 根治治療は心臓移植を行うこと

心筋の病気には3つのタイプがある

　心筋疾患は心筋の異常によって起こるもので、いくつかのタイプに分類されます。代表的な心筋症には、拡張型心筋症、肥大型心筋症、拘束型心筋症の3つがあります。なかでも拡張型と肥大型が大半を占めます。これらは原因不明の特発性心筋症です。

　拡張型心筋症は、収縮力が低下して左心室の収縮障害が起こり、心室が拡張します。十分に収縮できないことにより全身に血液が送り届けられなくなり、うっ血性心不全を起こしやすくなります。

　肥大型心筋症は、左心室の収縮機能は保たれますが、心筋が分厚くなることです。左心室の拡張機能が失われ、十分に拡張することができないので、血液を溜めることができなくなります。

　何らかの病気の結果起こる二次性心筋症にはウイルスが原因となりうる心筋炎や、サルコイドーシス、アミロイドーシスなどがあります。

心不全症状に注意

　心筋の病気の治療は、心不全症状に対する療法が中心になります。手術治療や心臓移植が行われることもあります。

　また、不整脈による突然死が起こりやすくなります。突然死はすべての年代にみられ、心不全によるものは中高年が圧倒的に多くなります。

心筋疾患の種類

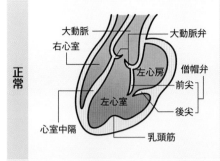

正常

- 大動脈
- 右心室
- 大動脈弁
- 左心房
- 僧帽弁
- 前尖
- 後尖
- 左心室
- 心室中隔
- 乳頭筋

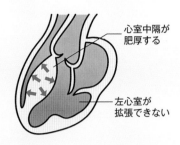

肥大型心筋症

- 心室中隔が肥厚する
- 左心室が拡張できない

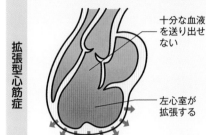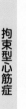

拡張型心筋症

- 十分な血液を送り出せない
- 左心室が拡張する

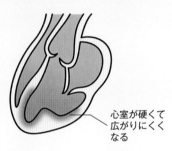

拘束型心筋症

- 心室が硬くて広がりにくくなる

心筋疾患の人が気をつけたい生活習慣

心臓に負担がかからない生活を心がけることが大切になる。

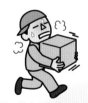

心臓に過度な負担となる作業や運動は避ける

禁酒・節酒

風邪で体調を崩さないようにする

重すぎる体重は心臓への負担が大きいため注意する

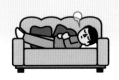

疲れたら休息をとる（無理をしない）

過度な水分・塩分の摂取は心臓に負担となる

先天性心疾患

POINT ▶
- 先天性心疾患は100人に1人の割合で起こる
- 心室中隔欠損症が6割を占めている
- 生後2〜4か月の時期に手術を行う

先天性心疾患はまれな病気ではない

　生まれつきの病気のなかでも、心臓の病気は100人に1人の割合で起こるといわれており、まれな病気ではありません。近年は医療技術の進歩によって先天性疾患を抱えていても、約9割以上は成人を迎えられるようになりました。一方で、生後すぐに症状が出るわけではなく、成人を過ぎてから心臓の病気が判明することもあります。先天性心疾患の人は国内で40万以上いるといわれており、大人になっても定期的な受診を必要とする場合があります。

最も多いのが心室中隔欠損症

　なかでも最も多い病気は、心室中隔欠損症です。国内の先天性心疾患の約6割を占めているといわれています。特徴としては、心室中隔に欠損孔（けっそんこう）があるため、左心室から右心室へ血液が流れ込むことで肺血流量が増加し肺高血圧が生じます。

　欠損している部位によっては自然閉鎖することもあります。小さな欠損孔であれば、その多くは2歳頃までに閉鎖するので一般的な生活を送ることが可能です。欠損孔が大きい場合は心不全症状があるため、乳児期に手術を行います。治療法としては、生後2〜4か月に欠損孔を閉鎖するための手術を行います。術後が良好であれば、通常の生活が可能です。しかし、しばらくは経過観察が必要なため、定期的な受診を行います。欠損孔が残る場合は、生涯にわたって感染性心内膜炎のリスクが伴います。そのため、抜歯の際などは抗菌薬の投与が推奨されています。

キーワード

先天性疾患
生まれつきの病気。病気の種類はさまざまで、おもに染色体や遺伝子の異常や胎児期の環境などが原因といわれている。

欠損孔
心室中隔欠損症の場合、右心室と左心室の間の心室中隔に空いた穴のこと。穴を介して血液が流れ込んでしまう。

肺高血圧
肺動脈の血圧が高くなること。心臓と肺の機能に障害が起こる。肺高血圧が生じると、肺から血液へ取り込まれる酸素量が減少し、息切れや呼吸困難を起こす。

154

心室中隔欠損症のしくみ

左右の心室の間にある心室中隔に穴（欠損孔）が空いている疾患。欠損孔が大きく、左心室から右心室へ流れる血液が多いと心不全に陥る。

欠損孔が小さければ心筋の発達に伴い自然に閉鎖し、生涯無症状の場合もある。欠損孔が大きく、心臓や肺に負担がかかる場合は手術を行い、欠損孔を閉鎖する。欠損孔の大きさにより、出現する症状は異なる。

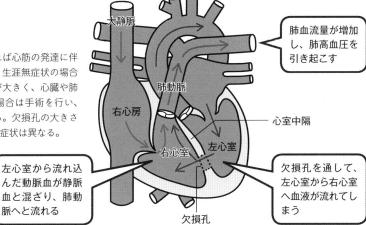

大静脈

肺血流量が増加し、肺高血圧を引き起こす

肺動脈

右心房

心室中隔

右心室　左心室

欠損孔を通して、左心室から右心室へ血液が流れてしまう

左心室から流れ込んだ動脈血が静脈血と混ざり、肺動脈へと流れる

欠損孔

欠損孔の大きさによる症状の違い

	小欠損	中欠損	大欠損
症 状	自覚症状はない	無症状の場合もあるが、疲労感や労作時の息切れなどが出る	多呼吸や哺乳困難、体重が増えない、発汗などがある
予 後	自然に閉鎖するものも多く、予後は良好	無症状であれば自然閉鎖が望める。心不全などの症状が出ることもあり、予後はそれぞれ違う	乳児期早期に死亡する場合もある。呼吸器感染や心不全などが予後の規定因子となる

column　先天性心疾患はなぜ起こる？

　先天性疾患は、生まれつき心臓や血管の構造の一部が正常とは違っている病気をいいます。おおよそ出生児の100人に1人にみられ、比較的多い病気です。何も治療せずに自然治癒するものから手術が必要になるものまで、病態はさまざまです。原因ははっきり特定できない場合もありますが、遺伝子の異常や、母親側に要因があると考えられています。なかでも染色体異常や妊娠中のアルコール摂取、薬剤使用、風疹などの感染症などがあります。また、糖尿病や膠原病などもリスクを高める要因の1つといわれています。多くの場合、いくつかの要因が重なっており、原因をはっきり断言できないことがほとんどです。

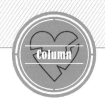

ロングフライト症候群とは？

　飛行機の中で長時間同じ姿勢のまま過ごすと、足の静脈が圧迫され続けて、心臓に戻るはずの静脈血の流れが悪くなり、血液が固まりやすい状態になります。固まった血液（血栓）が肺の動脈に詰まると呼吸困難が生じたりショックを起こしたり、命の危険に陥ることがあります。急に立ち上がったとき、血液の塊が血流に乗って肺塞栓症を起こし、機内や空港に着陸したとき、もしくは数日後に出るといわれています。

　とくに機内は乾燥しやすい環境であるため、より体の水分が奪われやすくなるので、水分不足も原因の１つです。

　このような症状が出現するのは、6時間を超えたフライトの際に起こりやすいといわれています。

　飛行機だけでなく、長時間の同一姿勢であればどんな場面でも起こりうることです。例えば、長時間の車移動や電車移動、ベッド上で寝たきりの人なども当てはまります。

　肺塞栓症が生じやすいタイミングとしては、安静時から急に体を動かしたあとに呼吸困難や血圧の低下、胸の痛み、意識を失うなどの症状があります。血液が固まりやすい薬剤を服用している人は要注意です。また、機内で熟睡するために睡眠薬を使用することは避けましょう。座席で長時間睡眠をとる姿勢は不自然であり、下肢が圧迫されやすいので血の塊を形成するリスクが高くなります。

　予防としては、飛行機に長時間座ったあと（2〜3時間ごと）に歩いたり、屈伸運動を行ったりして足を動かすようにします。また、椅子に座ったままでも足首を回したり、ふくらはぎのマッサージを行ったりするなど、血流が良くなるような工夫をします。水分摂取をこまめに行うことが大切ですが、コーヒー、アルコール、お茶などは利尿作用があり、尿として排泄されやすいため、なるべく水を飲むように心がけてください。

第 7 章

おもな血管疾患

大動脈疾患

POINT ▶
● 動脈の本幹に疾患が起こると生命の危険を伴う
● 大動脈の壁が弱るとさまざまな病気を発症する
● 動脈硬化の因子を取り除くことが大切

加齢に伴う動脈硬化が原因

　大動脈は動脈の本幹であるため、何らかの原因によって損傷を受けると生命の危機にさらされる場合が多くあります。とくに加齢が進むと心臓の機能は低下し、それに伴って血管の機能も低下します。加齢現象の1つである動脈硬化は、血管が硬くもろくなってしまう状態です。

　大動脈は常に高い圧力がかかるので、弱っている血管に対して瘤をつくることがあります。これを大動脈瘤（P.160参照）といいます。動脈硬化が疑われる初老期の男性に多く、男女比は約4：1といわれています。

突然死を起こす可能性

　大動脈の血管の壁がもろくなると、瘤をつくるだけではなく、血管が解離を起こすことがあります。

　大動脈の壁は内膜、中膜、外膜の3層からなっていますが（P.28参照）、内膜が何らかの原因によって損傷するとそこから亀裂が生じ、血液が流れ込むことで中膜が2層に分かれてしまいます。これを大動脈解離（P.162参照）といいます。大動脈疾患は、大動脈瘤と大動脈解離が多くを占めています。

　また、動脈硬化は大動脈疾患以外にも多くの病気に関わってきます。こうした病気は無症状のまま経過することがあり、突然死を引き起こしやすいといえます。動脈硬化の因子となる、高血圧、脂質異常症、高血糖、禁煙などの予防に普段から努めることが大切です。

高血糖
血糖値が高い状態。血液中のブドウ糖の濃度や血中濃度が高い状態。

動脈疾患
動脈疾患には、大動脈瘤や大動脈解離のほかに、高安病（大動脈炎症症候群）や急性動脈閉塞、閉塞性動脈硬化症、閉塞性血栓血管炎などがある。高安病は血管が炎症を起こし、さまざまな動脈が閉塞したり狭窄する疾患。脈なし病とも呼ばれる。急性動脈閉塞は四肢の主要な動脈が突然閉塞し、末梢が虚血状態になるもの。閉塞性動脈硬化症は血管が徐々に閉塞・狭窄していく疾患。閉塞性血栓血管炎は細い血管に何らかの原因によって肉芽腫性の炎症が起こり、内腔を閉塞してしまう疾患。20〜40代の若い男性に多くみられる。

動脈硬化によって起こる病気

心臓から全身へと血液が流れる太い血管を大動脈という。高い圧（血圧）がかかるため、加齢などによって弱くなった部分に瘤ができたり、解離しやすい。動脈硬化も加齢で起こりやすい症状の1つで、さまざまな疾患を起こす。

心臓

狭心症 ⇒ P.104、106 参照
心筋梗塞 ⇒ P.108 参照

腎臓

腎硬化症
腎臓の血管の動脈硬化により、内腔が狭くなるとともに血液量が減って腎障害が起こる疾患。
腎血管性高血圧
腎動脈が閉塞することで起こる高血圧。

下肢

閉塞性動脈硬化症
下肢の動脈に動脈硬化が生じ、血流を十分に保てなくなる疾患。
壊疽
動脈硬化で末梢血管に血液が届かなくなり、皮膚や皮下組織が壊死する疾患。

脳

脳梗塞
脳血管が細くなったり、血栓が詰まることで脳の神経細胞が死んでしまう疾患。
脳出血
脳にある動脈が破れ、脳内に血液が流れ出た状態。

目

眼底出血
網膜や硝子体に出血がみられること。

胸部・腹部

大動脈瘤 ⇒ P.160 参照
大動脈解離 ⇒ P.162 参照

動脈は常時心臓から血液を全身に運んでいる。酸素や栄養素を運ぶ役割を持ち、弾力があってしなやかだが、何らかの原因によって血管が厚く、硬くなることを動脈硬化という。

Athletics Column

人の血管の長さは10万km、速さは新幹線並み？

血液の通り道である血管は、全身に張りめぐらされています。それぞれ心臓から全身に向かって流れ込む動脈、心臓に戻ってくる静脈、そして人体の血管の99%を占めるといわれる毛細血管があります。じつはこれらすべてをつなぎ合わせてみると、長さはなんと10万kmにも及びます。その距離は地球2周半分に匹敵します。また、体のすみずみまで酸素や栄養素、水分などを絶えず送り届けているため、血液の流れるスピードは秒速60～100cmといわれています。血管の太さによって違いはありますが、人体のしくみにはこうした驚くべき構造がたくさんあります。

大動脈瘤

POINT ▶
● 大動脈の壁が異常に膨らみ、瘤状になる
● 一度発生すると小さくなることはない
● 破裂により突然死の恐れがある

無症状で進行する生命にとって危険な病気

　大動脈瘤とは、大動脈の壁が異常に膨らみ、大動脈の一部が拡大（紡錘状瘤）もしくは局所的に瘤のように突出した状態（嚢状瘤）のことです。おもに大動脈がもろくなったことで起こりますが、その要因の多くは動脈硬化といわれています。

　多くの場合は無症状で経過しますが、胸部大動脈瘤であれば気管や食道への圧迫による飲み込みにくさ、悪心、嘔吐、神経の圧迫によるかすれ声（嗄声）などがあります。腹部大動脈瘤であれば下肢の冷感や腹部の痛みが起こり、拍動性の腫瘤を自覚することもあります。大動脈瘤が一度発生してしまうと小さくなることはなく、破裂によって命の危険を伴います。大動脈瘤が大きくなると危険性も大きくなります。

破裂により突然の激痛やショックを起こす

　大動脈瘤の確定診断には、CTやMRI、超音波検査などが用いられています。

　大動脈瘤が破裂すると胸や背中、腰などに激痛を生じます。その後すぐに出血性ショックを起こし、数分後には死に至るため持続的な痛みが現れたらすぐに救急搬送して緊急手術を行います。

　治療は生活習慣の改善と手術になります。腹部の大動脈瘤で4.5cm、胸部の大動脈瘤で5.5cm程度であれば瘤の破裂を防ぐ人工血管置換術や血管を修復するステントグラフト内挿術が行われます。

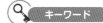

キーワード

胸部大動脈瘤
横隔膜よりも上にできる腫瘤。

腹部大動脈瘤
横隔膜より下にできる腫瘤。大動脈瘤のうち、約2/3が腹部大動脈瘤とされる。

メモ

人工血管置換術
もろくなった血管を人工の血管に置き換える手術。

ステントグラフト内挿術
ステントは網目状になった金属製のバネのようなもの。瘤のある部位の破裂を防ぐため血管の内側を補強する。

《 大動脈瘤の形状 》

大動脈瘤は血管の一部に瘤ができた状態。壁全体が膨らむものと、局所的に膨らむものがある。

紡錘状瘤

血管壁の一部の全周が正常時の1.5倍以上に拡大した状態を指す。

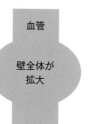

血管

壁全体が拡大

囊状瘤

血管壁の一部が瘤状に拡大した状態を指す。

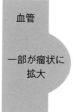

血管

一部が瘤状に拡大

《 大動脈瘤の部位と症状 》

動脈硬化によって血管の動脈壁が弱くなり、瘤のように大きく膨らんでいく。部位によって症状が異なる。

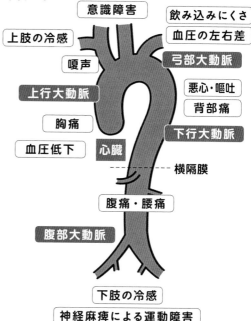

意識障害
飲み込みにくさ
上肢の冷感
血圧の左右差
嗄声
弓部大動脈
上行大動脈
悪心・嘔吐
背部痛
胸痛
下行大動脈
血圧低下
心臓
―― 横隔膜
腹痛・腰痛
腹部大動脈
下肢の冷感
神経麻痺による運動障害

《 大動脈瘤の治療法 》

人工血管置換術

開腹または開胸し、大動脈瘤を切除。その部分を人工血管に置き換える方法。

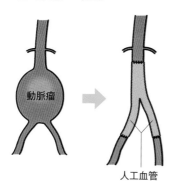

動脈瘤

人工血管

ステントグラフト内挿術

ステントグラフトを動脈瘤のところに設置し、血液がステントグラフトの中を流れるようにする手術法。

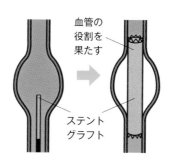

血管の役割を果たす

ステントグラフト

大動脈解離

大動脈壁の内側に亀裂が入ることで発生する
- POINT ● 高血圧や動脈硬化と関連がある
- ● 解離した範囲の分類によって治療が異なる

中膜が2層に分かれて偽腔をつくり出す

　大動脈の壁は内膜、中膜、外膜の3層からなっていますが、大動脈の内膜に亀裂ができることで血液が流入し中膜が2層に引き裂かれて偽腔ができてしまう状態を大動脈解離といいます。原因ははっきりしていませんが、高齢者においては高血圧や動脈硬化との関連があるといわれています。大動脈解離が生じると突然胸背部に痛みが起こり、解離の進行、部位によってさまざまな合併症や症状が現れます。

　解離した範囲の分類には2つのタイプがあります。スタンフォード分類A型は、上行大動脈に解離があるものとされており、心タンポナーデや心筋梗塞などの合併症を生じやすいため重篤化の恐れがあります。スタンフォード分類B型は、上行大動脈の解離はないものの、大動脈弓よりも下に解離が生じます。Aに比べると比較的軽いものです。スタンフォード分類のほかに、ドゥベーキー分類もあります。

上行大動脈の解離の有無が重要

　大動脈解離はさまざまな症状が現れるため、迅速かつ的確な診断が重要です。CTで確定診断を行い、超音波検査で大動脈弁の逆流や心タンポナーデ、破裂などの確認を行います。上行大動脈の解離がある場合は緊急手術が前提となり、人工の血管に置き換える人工血管置換術が行われます。上行大動脈の解離がないスタンフォード分類B型で、破裂や灌流障害などの合併症がみられない場合は、血圧管理や鎮痛剤などの内科治療が行われます。

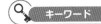
キーワード

偽腔
裂けてできた腔。

合併症
ある病気が原因となって起こる別の病気。また手術や検査を行ったことが原因となって起こる病気。

メモ

スタンフォード分類
上行大動脈に解離があるか、ないかで分類するもの。A型は予後不良であることが多い。

ドゥベーキー分類
解離の範囲と、亀裂の位置で分類したもの。治療方針の決定や予後の判定によく用いられるのはスタンフォード分類である。

大動脈解離のしくみ

大動脈の内腔に亀裂が生じることで、その部位から血液が流入し中膜が2層に引き裂かれ偽腔をつくる。

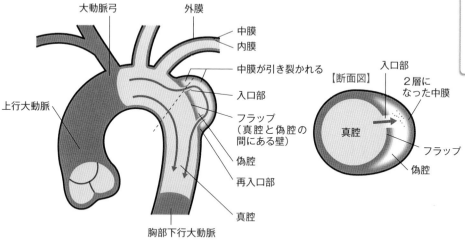

大動脈解離の分類

大動脈解離には、解離の範囲や血管が避けた部位などによって2つの分類方法がある。
解離範囲のみで分類したものをスタンフォード分類、大動脈壁の亀裂（入口部）の位置と解離の範囲で分類したものをドゥベーキー分類という。

スタンフォード分類	A型		B型	
	上行大動脈に解離がある		上行大動脈に解離がない	
ドゥベーキー分類	I型	II型	IIIa型	IIIb型
	上行大動脈（入口部）から末梢（腹部大動脈）まで	上行大動脈（入口部）のみ解離している	腹部下行大動脈（入口部）のみ解離している	腹部下行大動脈（入口部）から腹部大動脈まで解離している
入口部の位置と解離の範囲	上行大動脈 入口部 解離範囲 腹部大動脈	入口部	下行大動脈 入口部	入口部

163

閉塞性動脈硬化症

POINT
- 慢性的な動脈硬化によって血管の内腔が狭くなった状態
- 狭窄や閉塞によって側副血行路がつくられる
- 症状の特徴に間欠性跛行がある

側副血行路によって血流が補われる

閉塞性動脈硬化症とは、慢性的な動脈硬化によって血管の内腔が狭くなったり、塞がってしまったりすることで循環障害を起こす病気です。腹部大動脈から下肢を中心とした部位に現れます。

動脈が狭窄や閉塞を起こしても、側副血行路がつくられることで滞った血流が補われます。そのため多くの場合は無症状です。しかしその後、側副血行路で代償しきれなくなると、足のしびれや冷感、間欠性跛行が現れます。

さらに進行すると安静にしても痛みがあったり、小さな傷が治りにくく潰瘍や壊死を起こしてしまったりすることがあります。その場合は下肢の切断が必要となる場合もあります。

進行状況によっては側副血行路を促進させる

動脈硬化の促進要因である高血圧や糖尿病、脂質異常症などの基礎疾患や喫煙などが関わっているため、基礎疾患の治療、禁煙を行うことが重要です。

間欠性跛行の場合は側副血行路を発達させ、血流を促すために運動療法と薬物治療が行われます。それでも改善しない場合は血行再建術を行います。

虚血状態が続き、病状が進行して重症になると、血管内を直接治療するための手術が行われます。とくに糖尿病のある人は、下肢の潰瘍や壊死を起こしやすい状態にあるため、感染に注意が必要になります。下肢の切断を避けるためにもフットケアを行うことが大切です。

試験に出る語句

側副血行路
血流が滞ることによって血管が閉塞した場合に、血液の流れを保つために形成される新たな血流路。

間欠性跛行
歩くと足がしびれたり痛みが出たりする症状のこと。安静にすることで改善され、再び歩くことができる。

メモ

血行再建術
閉塞性動脈硬化症では、薬物療法や運動療法、生活改善を行っても症状の改善がみられない場合や、重症の下肢虚血の場合に手術療法が適応となる。カテーテルを使用した経皮的血管形成術をはじめ、ステント留置術といった血行再建術が行われる。

閉塞性動脈硬化症のしくみ

慢性的な動脈硬化症によって、下肢の血管が塞がれたりすることで起こる。

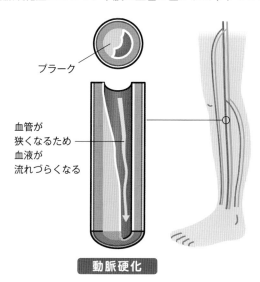

プラーク

血管が
狭くなるため
血液が
流れづらくなる

動脈硬化

進行の分類

< Fontaine 分類>

分類	症状
Ⅰ度	下肢のしびれ、冷感
Ⅱ度	間欠性跛行
Ⅲ度	安静時疼痛
Ⅳ度	潰瘍、壊死

< Rutherford 分類>

分類	症状	分類	症状
0	無症候	4	安静時疼痛
1	軽度跛行	5	組織欠損(小)
2	中等度の跛行	6	組織欠損(大)
3	高度の跛行	─	─

これまで一般的に使われてきたのは Fontaine 分類。
近年では Rutherford 分類もよく用いられている。

間欠性跛行

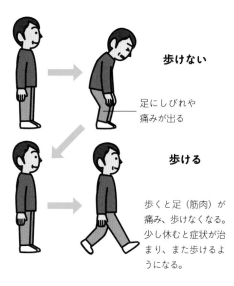

歩けない

足にしびれや
痛みが出る

歩ける

歩くと足(筋肉)が
痛み、歩けなくなる。
少し休むと症状が治
まり、また歩けるよ
うになる。

休む

静脈疾患

POINT ▶
● 弁の機能不全によって生じる病気のこと
● 長時間の同一姿勢によって血液の塊が形成される
● 血栓が血流に乗ることで肺の動脈が詰まってしまう

静脈の血流を促す

　静脈の病気として、静脈が狭窄や閉塞、拡張を生じるものがあります。

　静脈は動脈と働きに違いがありますが、下肢の静脈は重力に逆らって血液を心臓に向かって送り届けています。ふくらはぎは第二の心臓とも呼ばれ、筋肉の収縮と弛緩に合わせて静脈弁を開閉させながら血液を流しています。これを筋ポンプと呼びます。

　静脈には血液が逆流しないように弁がついていますが、この弁の機能が何らかの原因によって壊れてしまうと、血液が逆流します。内圧が上昇することで瘤状になり、下肢静脈瘤（P.168参照）ができます。

長時間に同一姿勢でいても血栓がつくられる

　深部静脈血栓症（P.170参照）は、静脈の血流障害によって血の塊（血栓）ができる病気です。これは長時間同じ姿勢でいることによって生じます。また、血の塊が肺に移行することで肺の動脈を詰まらせてしまう肺血栓塞栓症（P.172参照）があります。

　とくに静脈疾患で生命の危険を伴うのは、この深部静脈血栓症と肺血栓塞栓症です。

　治療には血栓を防ぐための薬剤と血液をサラサラにする薬剤が使用されますが、重症度によっては手術で血栓を除去する場合もあります。

　深部静脈血栓症は ADL の低下した高齢者に多くみられ、手術後にも発症しやすいといわれています。

静脈疾患
静脈疾患は、「閉塞・狭窄」と「拡張」で疾患を分類する。「閉塞・狭窄」では静脈血栓症として深部静脈血栓症、表在性血栓静脈炎がある。「拡張」では静脈瘤として下肢静脈瘤があり、先天性、一次性（原発性）、二次性に分けられる。患者の多くは一次性であるとされる。

ADL
日常生活を送るために最低限必要な日常的な動作。移動・食事・更衣・排泄・入浴・整容などをいう。

静脈疾患のしくみ

通常は心臓に向かって血液が流れるが、静脈弁が壊れて血液が逆流することで起こる疾患をいう。

正常な静脈弁

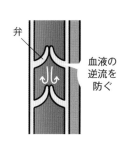

弁

血液の逆流を防ぐ

血流

心臓に向かって血液が流れる

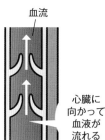

筋肉が弛緩すると弁が閉じる。

筋肉が収縮すると弁が開く。

壊れた静脈弁

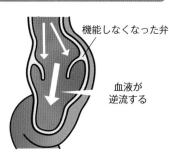

機能しなくなった弁

血液が逆流する

逆流してしまうと血管が拡張し、血液が溜まって血管内圧が上がる。

おもな静脈疾患

さまざまな静脈疾患の中で、命の危険を伴うものはおもに深部静脈血栓症と肺血栓塞栓症である。

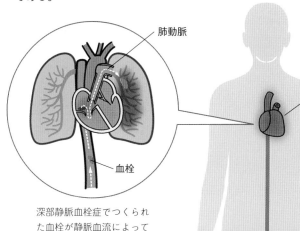

肺動脈

血栓

深部静脈血栓症でつくられた血栓が静脈血流によって運ばれ、肺動脈を閉塞して肺循環障害を引き起こす。

肺血栓塞栓症

肺動脈に血栓が詰まる。血圧の低下、呼吸困難、胸痛、冷汗、失神、動悸などの症状が現れる。

深部静脈血栓症

深部静脈に血栓ができ、足の腫れや痛みが出る。

167

下肢静脈瘤

POINT
- 静脈にある弁が壊れたことにより瘤ができる
- 立ち仕事、肥満、妊娠などによって発症しやすい
- 重症化すると潰瘍を発症することがある

長時間の立ち仕事で発生しやすい病気

　下肢静脈瘤とは、静脈にある弁が壊れることで血液が逆流し、足の表面にある静脈が瘤状に拡張したり、蛇行したりする状態をいいます。静脈瘤は一次性静脈瘤と二次性静脈瘤に分けられ、患者の多くは一次性静脈瘤です。

　生命に危険はありませんが、30歳以上の女性に好発するため、見た目に悩むケースが多くあります。おもな原因は静脈圧の上昇によるもので、長時間の立位、肥満、妊娠によって発症しやすくなります。

　足のだるさや痛み、かゆみ、熱感、浮腫などの症状があり、寝ているときにこむら返りを起こすこともあります。重症化すると湿疹や皮膚炎から潰瘍を形成することがあります。

進行すると下肢の症状が出現する

　下肢静脈瘤の治療は必ずしも手術が必要というわけではありません。しかし、外見が気になったり、足の症状があったり、湿疹や色素沈着などがみられたときは手術の対象となります。

　手術以外の治療としては、下肢を圧迫することで静脈瘤の進行を抑える圧迫療法があります。弾性ストッキングや弾性包帯を使用し、下肢を圧迫することで血管の断面積を小さくさせ、静脈の血流を改善します。ほかにも、足を少しあげて下肢にある血液を心臓に戻すような姿勢をとることも効果的です。

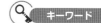
キーワード

一次性静脈瘤
足の表面を流れる静脈（表在静脈）の弁に障害が起き、血液が逆流、血管の拡張をきたすもの。女性に多く、発症率は男性の2〜3倍となる。

二次性静脈瘤
深部静脈の閉塞などにより表在静脈が側副血行路として働き、表在静脈の内圧が上昇して血管の拡張をきたすもの。

メモ

こむら返り
ふくらはぎの筋肉が異常に収縮することでけいれんしている状態。一般的には「足がつる」と表現する。

弾性ストッキング
足の浮腫や血栓、静脈瘤などの予防を目的につくられた医療用の圧迫ストッキング。

下肢静脈瘤のしくみ

正常な場合

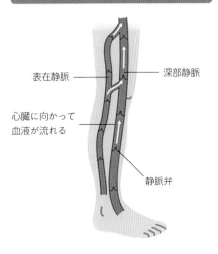

表在静脈

深部静脈

心臓に向かって
血液が流れる

静脈弁

下肢静脈瘤の場合

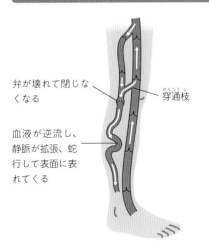

弁が壊れて閉じな
くなる

穿通枝（せんつうし）

血液が逆流し、
静脈が拡張、蛇
行して表面に表
れてくる

下肢静脈瘤のタイプ

下肢静脈瘤は出方によって、主に次の4つのタイプに分けられる。

伏在型

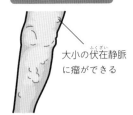

大小の伏在静脈（ふくざい）
に瘤ができる

側枝型

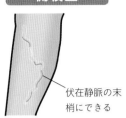

伏在静脈の末
梢にできる

網目状

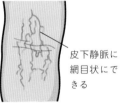

皮下静脈に
網目状にで
きる

くもの巣状

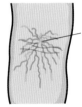

毛細血管に
できる

症状

自覚症状は軽いものが多いが、見た
目を気にする患者が多くなる。

症状	
鈍痛	重量感
こむら返り	熱感
疲労感	浮腫
湿疹	色素沈着

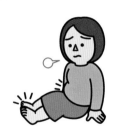

深部静脈血栓症

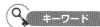

POINT ▶
● 長時間の同一体位により血栓が形成される
● 形成された血栓が肺動脈に流れて詰まってしまう恐れがある
● 血流を停滞させない工夫が必要

血液循環が滞ることで血栓が形成される

　筋膜よりも深い部分を走行している静脈のうち、おもに下肢の静脈に血の塊（血栓）が形成される状態を深部静脈血栓症といいます。別名ロングフライト症候群またはエコノミークラス症候群としても知られています。

　発生の誘因として、長期臥床や同一姿勢、手術後、悪性腫瘍などがあります。血液循環が滞るため、下肢のむくみや腫れ、熱感、皮膚の変色などが生じます。また、血の塊が大きい場合、痛みを伴うこともあります。

　下肢の血栓が膝窩静脈より上の静脈にあるものは中枢型、膝窩静脈より下の静脈にあるものは末梢型に分けることができます。

重篤な合併症を引き起こす可能性がある

　血栓が剥離して血液とともに流れてしまい、肺動脈に詰まると肺血栓塞栓症（P.172参照）を引き起こします。

　深部静脈の滞りを改善させるために血液をサラサラにするための抗凝固治療や血栓溶解治療が行われます。

　中枢型で強い症状がある場合には、手術治療が検討されます。また、重篤な合併症として肺血栓塞栓症の予防が重要になります。

　とくに長期臥床（がしょう）は大きな原因の1つになっているため、術後は早期離床を目指します。ほかにも血流を停滞させないために、弾性ストッキングの着用や脱水予防として水分補給などを行います。

キーワード

筋膜
筋肉を包む膜。全身に張りめぐらされている。筋膜よりも表面側（皮膚側）にある静脈を表在静脈、骨側にある静脈を深部静脈という。穿通枝は筋膜を貫通するように存在し、深部静脈と表在静脈をつないでいる。

長期臥床
寝たきりの状態。または長時間にわたってベッドで寝ていること。

膝窩静脈
膝裏を走行している静脈。

早期離床
ベッドから離れて立ったり歩いたりすること。ベッド上でのリハビリも含まれる。

メモ

抗凝固治療
ヘパリンの静脈注射やワルファリン、直接作用型経口抗凝固薬を使用する。

血栓溶解治療
ウロキナーゼの静脈注射を行う。ただし、妊娠時や術後患者などは出血のリスクを伴うため、抗凝固治療や血栓溶解治療は禁忌とされている。

深部静脈血栓症のしくみ

下肢の静脈に血栓が形成されている状態を深部静脈血栓症という。長期間の臥床や同一姿勢、手術後、悪性腫瘍などで発生する。血液循環が滞り、下肢のむくみや腫れ、熱感、皮膚の変色などが生じる。

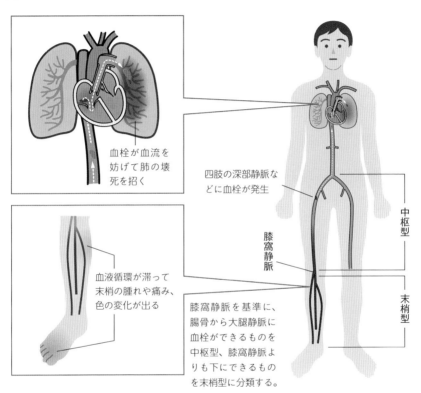

血栓が血流を妨げて肺の壊死を招く

四肢の深部静脈などに血栓が発生

血液循環が滞って末梢の腫れや痛み、色の変化が出る

膝窩静脈を基準に、腸骨から大腿静脈に血栓ができるものを中枢型、膝窩静脈よりも下にできるものを末梢型に分類する。

中枢型

膝窩静脈

末梢型

Athletics Column

スポーツ心臓とは？

　スポーツ心臓は、水泳やマラソンなど、長時間の持久力を要するスポーツをしている選手に多くみられます。ひと言でいうと心臓が肥大した状態です。通常よりも大きくなった心臓は、送り込まれる血液量が増えて心拍数が少なくなるという特徴があります。また、血液量が増加することで疲労しにくくなります。競技の能力を高めるために体が対応しているともいわれており、スポーツ心臓自体は病気ではありません。スポーツをやめてから1～2年ほど経過すると元に戻ります。そのため、いつまでも心臓が大きい場合は何らかの病気が隠れていることが考えられ、注意が必要です。

171

肺血栓塞栓症

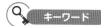

POINT ▶
- 血栓によって肺動脈が詰まることで起こる病気
- 肺血栓塞栓症の約9割は深部静脈血栓症によるもの
- 早期離床を促すことで予防できる

突然の症状に注意

肺血栓塞栓症とは、手術後や長期臥床によってできた血の塊（血栓）が、血流に乗って肺動脈に詰まることで肺への血流が妨げられる病気です。

肺動脈が血栓によって閉塞すると肺に血液が届かなくなるため、肺の循環障害により突然の呼吸困難や低酸素血症をきたすことがあります。さらにショックや心停止に陥ることもあります。

肺血栓塞栓症の約9割は深部静脈血栓症（P.170参照）が原因といわれており、長期臥床後に立ったり、歩行したり、トイレでのいきみなどによって発症することがあります。

血栓を形成する要因には、血流の停滞、血管内壁の傷害、血液の凝固亢進があり、この3つが揃うと静脈に血の塊がつくられるといわれています。

血栓を形成させない予防に取り組む

治療では、血液が固まらないようにする抗凝固治療と血栓溶解治療が行われます。生命の危険が高い場合には、手術により血栓を除去します。

肺血栓塞栓症を発症すると死亡率は心筋梗塞よりも高いといわれているため、発症リスクを考慮した予防や治療を行うことが大切です。

予防としては深部静脈血栓症と同様で術後の早期離床を促したり、ベッド上で下肢の運動を行ったりして同一姿勢に注意します。また、弾性ストッキングの着用、水分補給などで予防に努めます。

キーワード

低酸素血症
動脈血の酸素が不足した状態。

メモ

肺血栓塞栓症の原因
肺血栓塞栓症の原因の多くは深部静脈血栓症だが、それ以外にも原因となりうるものがある。具体的には以下の通り。
- うっ血性心不全
⇒心臓の機能が低下していると、心臓内に血栓ができやすいため。
- 妊娠、出産、ピルの服用
- 不動
⇒ロングフライト症候群など。
- カテーテル留置、四肢麻痺、ギプス固定、骨折、手術、肥満
⇒体が動かない状態にあると血栓ができやすくなるため。
- がん
- 脱水

肺血栓塞栓症のしくみ

下肢の静脈でできた血栓が血液とともに運ばれて肺動脈に詰まり、血流が低下したり閉塞したりする疾患のこと。

1 長期臥床や手術後など体を動かさない間に血栓が形成される

2 安静が解除され、動けるようになると静脈壁から血栓が剥がれる

3 血栓が肺動脈に詰まり、呼吸困難、意識障害、頻呼吸、胸痛、頻脈などが出現する

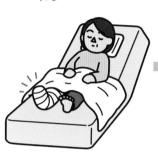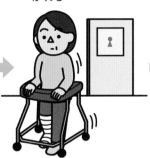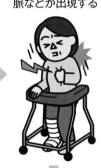

病態悪化の流れ

肺血栓塞栓症を起こした際、ショックや心停止が起こることもある。その場合、以下のように病態が悪化する。

- 血栓によって肺血管床の25%以上が閉塞する
- 肺に流れ込む血液の循環が滞る
- 右心室や肺動脈の圧が上昇する
- 心室中隔が左心室側に押される
- 左心室が半月〜三日月状に変形する
- 左心室が拡張できなくなり、拡張末期容量が減る
- 左心室からの心拍出量が低下
- 右心室の頑張りだけでは追い付かない

ショック・心停止

肺血栓塞栓症の発症

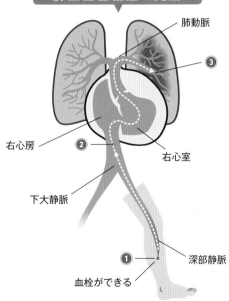

肺動脈

3

右心房

2

右心室

下大静脈

1 血栓ができる

深部静脈

深部静脈血栓症の発症

173

おもな血管疾患

高血圧

POINT ▶
- 慢性的に血圧の高い状態であるため動脈硬化を促進する
- 自覚症状に乏しく生命に関わる臓器に影響がある
- 生活習慣を見直す必要がある

動脈硬化の危険因子

体を動かしたり、緊張したりすると血圧は一時的に高くなりますが、高血圧では安静時でも慢性的に血圧が高い状態を示しています。

高血圧は、本態性高血圧と二次性高血圧（P.176参照）の2つのタイプに大別されます。高血圧の約9割は本態性高血圧といわれ、原因ははっきりしていませんが、遺伝や体質、加齢、生活習慣などが考えられるといわれています。

高血圧の状態が続くと血管壁に圧がかかって、動脈硬化が進みます。血管内の虚血や血管壁の破綻につながり、さまざまな症状が生じます。

まずは生活習慣の改善から始める

高血圧は自覚症状に乏しいため、放置すると心疾患や脳卒中、腎臓病など生命を脅かす病気につながります。そのためにも生活習慣でのコントロールが重要になります。

血圧測定は測定場所で異なり、診察室血圧と家庭血圧に分かれています。目標の降圧数値は診察室血圧140/90mmHg未満、家庭血圧135/85mmHg未満になります。しかし、年齢や基礎疾患によって目標値は変わります。

生活習慣の中で注意したいことは塩分摂取で、1日6g未満に抑えることです。ほかにも栄養バランスや適正体重の維持、運動、禁煙、節酒などを見直します。

治療は生活習慣の改善と血圧を下げる降圧薬の服用を行います。

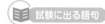

試験に出る語句

診察室血圧
病院やクリニックなどで血圧を測定すること。白衣を見るだけで緊張することで通常よりも血圧が高く出てしまうことから「白衣高血圧」ともいう。

家庭血圧
自宅で血圧測定すること。自宅では決まった時間に測定できるため正確な数値が得られやすい。診察室血圧に比べ、収縮期、拡張期ともに5mmHg程度低く定義づけられている。

メモ

高血圧の有病率
2010年に行われた「国民健康・栄養調査」では、30歳以上の日本人男性の約60％、女性の約45％が高血圧と判定された。有病者数は約4,300万人とされ、今後の人口高齢化に伴い、高血圧有病者はさらに増加すると見込まれている。また、高血圧は喫煙に次ぐ死亡原因の1つである。年間約10万人が高血圧で死亡しているとみられている。

高血圧の分類

高血圧とは

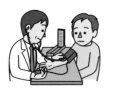

安静にしていても慢性的に血圧が高い状態のこと。放置すると心疾患や脳卒中、腎臓病など、生命を脅かす病気につながる。

本態性高血圧

二次性高血圧以外のすべての高血圧のこと。高血圧の95%は本態性高血圧にあたる。

【原因】明らかな原因はなく、遺伝や体質、加齢、生活習慣などが考えられる。

95%

二次性高血圧

何らかの病気によって引き起こされる高血圧。原因がはっきりしている。高血圧のうち、二次性高血圧にあたるのは5%程度とされる。

【原因】腎性高血圧、内分泌性高血圧、血管性高血圧、脳腫瘍や脳卒中による高血圧などが考えられる。

5%

本態性高血圧であれば、まずは禁煙や節酒、減量など、生活習慣の改善を試みる。二次性高血圧であれば、原因を取り除けば高血圧症状も改善する。

高血圧の原因

２つのタイプの高血圧のうち、多くの人は本態性高血圧であり、その原因には次のものが挙げられる。

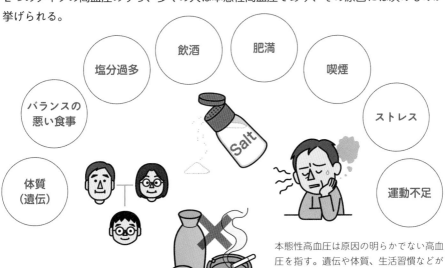

塩分過多　飲酒　肥満　喫煙　ストレス　バランスの悪い食事　体質（遺伝）　運動不足

本態性高血圧は原因の明らかでない高血圧を指す。遺伝や体質、生活習慣などが関与していると考えられている。高血圧の約9割が本態性高血圧に該当する。

二次性高血圧

POINT ▶
- 原因となる病気によって引き起こされる
- 原因の病気を治療することで血圧が下がる
- 長期間高血圧の状態が続くと動脈硬化が促進する

原因の病気を発見し治療に努める

　二次性高血圧とは、さまざまな病気が原因で血圧が高くなることをいいます。本態性高血圧とは違い、原因となる病気を的確に診断し、治療することで血圧は下がります。

　二次性高血圧の原因となる病気には、腎臓機能障害、甲状腺ホルモンや褐色細胞腫などの内分泌異常、薬剤使用によるもの、睡眠時無呼吸症候群などが挙げられます。高血圧が症状の１つである疾患はすべて二次性高血圧の原因となります。

　年齢を問わずに突然、血圧の数値が高くなった場合や、電解質異常、心肥大や腎障害などの臓器障害の進行が早いときには二次性高血圧が疑われます。原因となる病気がわかったら、初期段階で適切に治療することが大切です。

睡眠時の呼吸に注意して

　二次性高血圧は決して珍しい病気ではなく、高血圧の10人に1人が該当するといわれています。

　原因の1つである睡眠時無呼吸症候群の場合、無呼吸状態が続くことで、心臓はより酸素を全身に送り出すために拍動し、血圧が上昇します。睡眠中無意識のうちに呼吸が止まっているため、家族や周囲の人に発見されることがあります。自覚症状としては高血圧のほか、日中の眠気やだるさ、夜間のトイレで目覚めることが多くあります。

　長期間に及んだ二次性高血圧は、動脈硬化が進行している可能性があるため、原因の病気を治療しても高血圧の状態が持続することがあります。

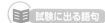
甲状腺ホルモン
甲状腺から分泌されるホルモンで、体温の調節や新陳代謝の促進、成長・発達を促すなどの働きがある。

褐色細胞腫
副腎髄質やその周囲にできる腫瘍。カテコールアミンというホルモンを過剰に分泌することで血圧が上昇する。

睡眠時無呼吸症候群
睡眠中に無呼吸になる病気。多くの場合、空気の通り道である上気道が何らかの原因によって狭くなる。

二次性高血圧の種類

さまざまな病気が原因で血圧が高くなる二次性高血圧。原因となる病気を治療すれば血圧を下げることができる。原因特定が可能なものは以下の通り。

腎性高血圧

腎実質性高血圧

- 高血圧全体の約 2 ～ 5%を占め、二次性高血圧の中で最も頻度が高い
- 糖尿病腎症、慢性腎炎症候群、腎硬化症などの腎実質の病変で起こる
- 腎臓が悪くなり尿が出せなくなる

腎血管性高血圧

- 高血圧全体の約 1%を占める
- 腎動脈の狭窄・閉塞によって腎臓の血流量が低下し、レニン系の機序が働く

内分泌性高血圧

原発性アルドステロン症

- 高血圧全体の約 5%を占める
- 副腎からアルドステロンが過剰に分泌される疾患

Cushing 症候群

- コルチゾールが過剰に産生、分泌され、いろいろな症状が現れる疾患

褐色細胞腫、パラガングリオーマ

- カテコールアミンが過剰に産生、分泌され、いろいろな症状が現れる疾患

その他の疾患

- ミネラルコルチコイド過剰症（原発性アルドステロン症以外）
- 先端巨大症
- 甲状腺機能亢進症または低下症

血管性（脈管性）高血圧

- 高安動脈炎（大動脈炎症候群）
- 大動脈縮窄症

脳・中枢神経系による高血圧

- 脳腫瘍、脳卒中、脳外傷などによる頭蓋内圧の亢進
- 脳幹部血管圧迫

薬剤誘発性高血圧

- 非ステロイド性抗炎症薬
- カンゾウ、グリチルリチン
- グリココルチコイド（ステロイド）

閉塞性睡眠時無呼吸症候群（OSAS）

- 睡眠時に上気道の閉塞が何度も起こり、低酸素血症が起こる疾患

低血圧

POINT ▶
- 一般的に収縮期血圧が100mmHg 未満を示す
- 姿勢を変えることで起立性低血圧が発生する
- 生活習慣の改善によって不快な症状が軽減する

急な立ち上がりに注意

　低血圧にはっきりした基準はありませんが、一般的には収縮期血圧が100mmHg 未満を示している状態を指します。

　血圧が低いと全身への血流が低下するので、疲労感、脱力感、立ちくらみ、頭痛、動悸、食欲不振などのさまざまな症状が起こります。

　また、急に体位を変えたり、立ち上がったりすることで低血圧を引き起こす起立性低血圧は、立った姿勢での収縮期血圧が20mmHg 以上または拡張期血圧が10mmHg以上低下した場合とされています。

　起立性低血圧は、立った際に立ちくらみやめまいなどを起こすため、転倒や転落に注意が必要です。

まずは生活習慣の改善でうまく付き合う

　低血圧は生活習慣の改善が重要なため、治療というよりは症状に応じた対応を行うことが優先されます。適度な水分補給と暴飲暴食を控えること、体位を変えるときはゆっくり行うように注意します。

　ほかにも睡眠、排便、食事などの改善や適度な運動を取り入れた生活を送ることで症状の緩和に努めます。

　低血圧も、高血圧同様に本態性低血圧、二次性低血圧に分けられます。二次性低血圧はショックに陥ることもあり、生命の危険を伴うこともあります。原因となる病気を適切に治療し、取り除くことができれば、低血圧の改善が可能です。

メモ

低血圧の治療
基本的には、生活上の管理がおもな治療となるが、症状が持続することでQOLが著しく低下する場合は薬物療法も検討する。使用する薬剤は、血管を収縮させる交感神経刺激薬、Na再吸収促進によって循環血漿量を増やすミネラルコルチコイドなど。

低血圧の症状

臓器への血流が低下することで脱力感や意欲低下、四肢冷感のほか次のような症状が起こる。

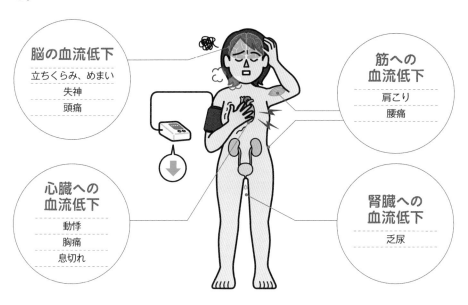

脳の血流低下
立ちくらみ、めまい
失神
頭痛

筋への血流低下
肩こり
腰痛

心臓への血流低下
動悸
胸痛
息切れ

腎臓への血流低下
乏尿

低血圧の分類

低血圧は原因の有無によって本態性低血圧と二次性低血圧の2つのタイプに分けられる。

低血圧

本態性低血圧
- 確実な原因がない
- 生活習慣や精神的な影響が考えられる
- 無症状であることが多い

本態性低血圧であれば、日常生活に支障がなければ治療は不要となる。場合によっては生活指導や精神療法が検討される。二次性低血圧であれば原因となる病気の治療をまずは優先する。

二次性低血圧
- 特定の原因がある

【おもな原因】
- 自律神経障害（多系統萎縮症）、糖尿病、パーキンソン病などの中枢神経疾患、加齢（高齢）
- 循環血漿量の低下（出血、脱水など）
- 心拍出量の低下を引き起こす心肺疾患
- 降圧薬、硝酸薬、抗うつ薬、抗精神病薬などの薬物

179

索　引

185

186

は行

ま行